Apodérate

de tu cuerpo

Si este libro le ha interesado y desea que lo mantengamos
informado de nuestras publicaciones, puede escribirnos a
comunicacion@editorialsirio.com,
o bien registrarse en nuestra página web:
www.editorialsirio.com

Diseño de portada: Editorial Sirio, S.A.
Foto de portada: Techus Guerrero (www.facebook.com/techus.foto)
Fotos internas: Manuel Salinas (www.manuelsalinas.co)
Modelos: Gerardo Bolla (www.gerardobolla.com)
        Franchezca Pinzón (www.facebook.com/cuerpofeldenkrais)
Fotos internas de Lea: Choclo Valencia / Shamina Visual, www.facebook.com/lajuanamac/

©   de la edición original
    Lea Kaufman 2015

©   de la presente edición
    EDITORIAL SIRIO, S.A.

EDITORIAL SIRIO, S.A.	NIRVANA LIBROS S.A. DE C.V.	ED. SIRIO ARGENTINA
C/ Rosa de los Vientos, 64	Camino a Minas, 501	C/ Paracas 59
Pol. Ind. El Viso	Bodega nº 8,	1275- Capital Federal
29006-Málaga	Col. Lomas de Becerra	Buenos Aires
España	Del.: Alvaro Obregón	(Argentina)
	México D.F., 01280	

www.editorialsirio.com
sirio@editorialsirio.com

I.S.B.N.: 978-84-16233-38-0
Depósito Legal: MA-15-2015

Impreso en Imagraf Impresores, S. A.
c/ Nabucco, 14 D - Pol. Alameda
29006 - Málaga

Impreso en España

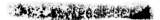

LEA KAUFMAN

Apodérate
de tu cuerpo

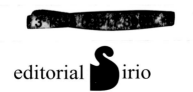

editorial Sirio

AGRADECIMIENTOS

E ste libro que tienes en tus manos es posible gracias a muchas personas. Primero quiero agradecer a todos mis profesores quienes, cada uno desde su campo y en diferentes momentos, me ayudaron a forjar el conocimiento que hoy comparto. Gracias, especialmente, a mis profesores de Feldenkrais. A todos mis alumnos, que me permiten acompañarlos y ser testigo de su desarrollo y mejoría, mil gracias, nada tendría sentido sin ustedes. Un agradecimiento especial a los alumnos y el equipo de Feldenkrais Colombia, por embarcarse en este viaje conmigo. Gracias a Andrea García y Carmen Elisa Murillo, por su constante soporte. A Guillermina Cuevas y Julián Ríos, por haberme acogido en sus corazones y darme su sabiduría constante (y a Guille, por supuesto, por la corrección del manuscrito). A Carlos Holguin, de Ishka Yoga Cali, y Franchezca Pinzón, por el apoyo para las fotos.

Gracias a Miriam Mendoza, por su lectura y cariño. A Claudia Espriella, por ser incondicional. A Gerardo Bolla, por veinte años de amistad y por cruzar un océano, y a Darío Scampini, por ser siempre luz. A Patricia Rangel, por su sincera amistad y su aliento. A Patricia Maya, por acompañarme en sueños locos. A Alan Questel, por decir que sí. A Nathan Kaufman, por ser un cable a tierra; a Julio Kaufman, por enseñarme que hay que escribir para compartir bienestar; a Lirian Rodriguez, por la fuerza, y a Ernesto Cortés, por todo.

NUESTRO VIAJE

Si podemos reconciliarnos a nosotros mismos con la misteriosa
verdad de que el espíritu es la vida del cuerpo contemplada
desde dentro, y el cuerpo es la manifestación externa de la
vida del espíritu, siendo los dos realmente uno, entonces
podremos comprender por qué la lucha por trascender el
nivel de conciencia actual debe dar al cuerpo su lugar.

C. G. JUNG

E sto que tienes en las manos es un libro y una experiencia. Quiere acompañarte a lo largo de cuatro semanas y guiarte a través de una vivencia transformadora de tu cuerpo y todo tu ser. Si buscas solamente leer un libro y adquirir información intelectual o académica, devuelve este a su estante, porque no podrá ayudarte. Si buscas un programa de ejercicios físicos que puedas llevar a cabo mientras piensas en qué vas a hacer después, o escuchas música, no es para ti.

Aquí vas a encontrar información de vanguardia acerca del cuerpo y la mente, pero más importante que eso, vas a ser invitado a poner en práctica esa información en ti mismo, para transformar tu cuerpo, tu mente y tu vida, moviéndote en conciencia. En esta guía de cuatro semanas vas a aprender cómo reapoderarte de tu cuerpo para vivir feliz en ti, siguiendo cada semana la práctica de un concepto específico.

El cuerpo es el primer hogar y el vehículo para expresar nuestro ser más profundo en el mundo. Sin embargo, muchas veces lo tratamos como un objeto, como un instrumento ajeno a nosotros mismos. Y así, a lo largo de nuestra vida, lo hemos perdido. Nos hemos distanciado del cuerpo, y con esa distancia, hemos perdido poder sobre nosotros mismos. Nos hemos distanciado de nosotros mismos.

Incluso llegamos a estar en guerra con nuestro cuerpo, perdiendo paz y armonía en todas las áreas de la vida: en el desempeño físico y el mental, y en las relaciones. Estar en guerra con tu cuerpo, o no vivir feliz en él, finalmente es estar en guerra contigo mismo.

Cuando te apoderas de tu cuerpo, haces las paces contigo mismo y empiezas a vivir con respeto y amor hacia ti, te aceptas completamente. Esto se va a permear a toda tu vida, desde el cuerpo hasta la mente, y a tu ser esencial.

A lo largo de mi práctica profesional he trabajado con miles de personas que llegan a mis talleres, sesiones y cursos en línea por algún tipo de insatisfacción consigo mismas: dolores, molestias, diagnósticos limitantes, lesiones o restricciones de movimiento.

Otras quieren acrecentar sus habilidades, o adquirir más destrezas. Sean bailarines, actores, amas de casa, educadores o de cualquier ocupación, el motivo por el que se acercan es concreto, físico y tangible. Quieren que su cuerpo les responda para alcanzar sus metas.

Pero lo más importante, lo que he descubierto en cada consulta que veo, es que quieren ser aún más felices habitando su cuerpo. Lo que desean es sentirse libres y poderosos. Sentir que su cuerpo juega a su favor, y no en su contra. Quieren poder escuchar a su cuerpo, comunicarse con él y que les devuelva vitalidad, menos dolores y más libertad de movimiento. Quieren poder expresar a través de su corporalidad sus sueños, ideales y deseos más profundos.

Si tú estás leyendo esto, seguramente tienes alguna insatisfacción en ti mismo, o hay algún área de tu desempeño físico que quieres mejorar. Probablemente, en el fondo, lo que también estás buscando es ser más feliz en ti. Y te entiendo perfectamente, porque yo también estuve ahí. Sé lo que es no encontrar satisfacción interna y sentirte ajeno en ti mismo. Lo que es sentir que tus partes están divididas y, muchas veces, peleadas. Lo sé porque durante mucho tiempo me sentí así.

Cuando me empecé a percatar de que, en el fondo, eso era lo que mis clientes estaban buscando, comencé a tomar nota de cuáles de todas las herramientas que compartía con ellos los ayudaban más, no solamente a eliminar tal o cual dolor, o a bailar o cantar mejor, sino a apoderarse de sí mismos y ser más felices, sin una razón particular.

Eso era lo que yo también buscaba cuando dejé mi Uruguay natal para estudiar el método Feldenkrais, es decir, para estudiarme y entenderme a mí misma (a lo largo del libro haremos ejercicios basados en este método, y en el anexo te hablaré en detalle sobre él).

Si bien siempre he sido muy sana y no he tenido grandes problemas físicos, tenía esa insatisfacción: no me hallaba a mí misma. No sabía quién era, o cuál era mi propósito en el mundo. Tenía muchos intereses, había estudiado ingeniería porque me gustaba la matemática y la lógica, y también teatro, porque me encantaba el arte. Podía moverme en una amplia gama de intereses, disciplinas y ambientes, pero en ningún lugar me sentía en casa. Claro, porque no me sentía en casa en mí misma.

Recuerdo a una profesora de filosofía en el penúltimo año del liceo que nos preguntó:

—¿Qué es lo que los hace realmente felices?

Mi respuesta, interna, claro, porque en esa época no me sentía cómoda compartiendo mi sentir íntimo, fue inmediata: bailar. Desde entonces sabía que mi medio de expresión era el cuerpo en movimiento, la manera de comunicarme no solo con el exterior, sino, y lo más importante, conmigo misma. Ese día intuí el medio, pero no sabía cómo usarlo.

Si bien llevaba años bailando, nunca me sentí lo bastante buena como para hacerlo profesionalmente, y algo me decía que ese no era mi camino. Así que bailaba, asistía a clases, las disfrutaba, pero aun así faltaba algo.

Desde pequeña siempre me vi en medio de lo que se esperaba de mí y lo que mi ser quería. «Motivos cruzados», diría Moshe Feldenkrais.[1] Cruzados, porque nos debatimos entre nuestros deseos internos y lo que se nos pide de fuera. Queremos dos cosas a la vez: cumplir nuestros sueños y lograr la aprobación de los demás. Para él, este es uno de nuestros móviles de acción más nocivos que no reconocemos o nos cuesta trabajo reconocer. Esta ansia de aprobación crea una lucha entre lo que queremos hacer y lo que nos piden, que se manifiesta en tensión corporal.

---

1. Para Moshe Feldenkrais los motivos cruzados aparecen cuando surge el ansia de aprobación incluso a costa de nuestros propios deseos. Puedes ver más en *El Poder del Yo*, pág. 233, editorial Paidos.

Mi confusión era tal que sabía quién me pedían que no fuera, pero no sabía quién era yo. Mi adolescencia fue muy dura; trataba de encajar sin lograrlo, y tenía muchas dificultades para relacionarme con las demás personas. Vivía bombardeada por consejos sobre cómo «debería» ser, verme o comportarme, los aplicaba, y al final me sentía aún más perdida. Durante la universidad, y tras graduarme, seguía con esa continua sensación de no encajar. Podía hacer muchas cosas, seguir muchos caminos, pero en ninguno me sentía totalmente plena.

Cuando salí de mi país para estudiar educación somática, lo hice siguiendo un impulso; no sabía bien a qué iba, de qué se trataba (en el año 2003 no había tanta información accesible acerca del método como hoy) ni cómo iban a ser las clases. Así que fue un salto al vacío. Solo sabía que quería ir. Cuando entré en contacto conmigo misma en la colchoneta, me di cuenta de que había llegado a casa.

A medida que iba explorando más y más el movimiento consciente, me encontraba cada vez más y más conmigo misma. Una sensación de ser entera se instaló, y aparecieron una gran calma y alegría por tan solo estar en mí.

En este libro espero mostrarte cómo puedes llegar allí tú también.

LAS CUATRO CLAVES

Encontré cuatro herramientas principales que están en las bases de mi trabajo, que han sido claves en mi propio proceso y, por supuesto, en el de miles de mis alumnos y clientes alrededor del mundo.

Ahora, aquí, he hecho accesibles estas herramientas para ti, y las he llamado «Las cuatro claves para que te apoderes de tu cuerpo».

Este libro te va a guiar y acompañar durante al menos cuatro semanas. Cada semana te voy a presentar una de las claves: qué es, cómo funciona, por qué funciona, y te voy a proponer una práctica para que las introduzcas en tu vida cotidiana y veas resultados inmediatos. Y también te voy a contar historias mías y de mis clientes para ejemplificarte el poder de estas claves.

Los cuatro claves son las siguientes:

1. Aprender a estar en ti: unir el cuerpo y la mente
2. Conocer cómo funciona tu cuerpo: todo se vincula con todo
3. Adaptarte a los cambios: movimiento creativo
4. Reincorporarte: estar entero en todo lo que haces

¿Cómo vamos a abordar estas cuatro claves? Desde el cuerpo en movimiento y la atención dirigida.

TU CUERPO Y TÚ

Ahora tengo que confesarte algo. En realidad, no me interesa mejorar tu «cuerpo», me interesa que mejores tú. En nuestra cultura separatista aún creamos diferencias entre las partes de nuestro ser. Tu cuerpo, tu mente y tus emociones también eres tú.

No me apego en absoluto a la dicotomía mente-cuerpo o alma-cuerpo. En este libro, cada vez que diga «cuerpo» me estoy refiriendo a ti mismo, a tu ser profundo, a cómo se manifiesta este en el cuerpo. Te invito a que también te veas a ti mismo como un ser entero en todos tus aspectos. De hecho, esa es una de las ventajas que espero que obtengas de estas cuatro semanas: estar más entero en todo lo que haces.

Así que voy a usar las palabras «cuerpo», «mente» y «ser» para que nos entendamos, para que la comunicación sea más fluida, pero, por favor, recuerda que siempre me estoy refiriendo a ti, y que tú *no tienes* un cuerpo, sino que *eres también* tu cuerpo.

Tú eres un ser glorioso, completo y perfecto. El cuerpo, la mente, las sensaciones y las emociones son parte ti. Están entretejidos, entramados inexorablemente. De hecho, suceden siempre al mismo tiempo. No podemos vivenciar uno sin el otro. No podemos separarlos, y aparecen siempre de la mano. Todo eso, y más, eres tú.

Nuestra mente y nuestro cuerpo se entrelazan como parte de tu ser, expresada de diferentes maneras. Como está uno, está el otro. Como dijo Moshe Feldenkrais: «El cuerpo refleja la actitud de la mente. Para mejorar el cuerpo hay que mejorar el estado de la mente».

Insisto: recuerda que no me adhiero a la separación cartesiana del cuerpo y la mente. Nada más alejado de mí. Sin embargo, a efectos de clarificar, de poder nombrar y comunicarte algunas ideas, voy a usar las palabras «cuerpo» y «mente» separadas, solo para efectos didácticos.

Sin embargo, en nuestra experiencia estos elementos no siempre son coherentes, muchas veces no los percibimos como un mismo elemento, sino como elementos encontrados.

Cuando el cuerpo y la mente están unidos, alineados, puedes hacer realidad tus sueños de salud, bienestar y creatividad, sin efectos secundarios. Puedes estar entero y presente en todo lo que haces.

Hoy por hoy, por suerte y cada vez más, es muy sencillo obtener herramientas para restablecer el vínculo cuerpomente, ejercitando nuestros pensamientos.

Aquí, como en todo lo que hacemos desde LeaKaufman. com, vamos a transitar también por la dirección opuesta: vamos a usar el cuerpo en movimiento para mejorar la mente, los pensamientos y las emociones.

En este libro vas a encontrar ejercicios, que llamo de atención dirigida, en los cuales vas a usar tu mente para mejorar tu cuerpo. No en un sentido *new age*, sino basado en las últimas investigaciones científicas.

A través de estas páginas vas a ser guiado para crear por ti mismo experiencias contundentes de tu cuerpo en movimiento que ayuden a que tu mente sea más funcional y tu ser se exprese en plenitud. Así, vas a poder armonizar el cuerpo y la mente para vivir feliz en ti mismo.

Como ingeniera, entiendo estos principios, y nada de lo que te voy a presentar aquí es esotérico, sino elaborado a partir de bases científicas.

Como profesora del método Feldenkrais, voy a ligar los conceptos que son la base de ese método con la ciencia moderna y te los voy a presentar de una manera acorde a nuestros tiempos: claramente, de fácil aplicación y con resultados inmediatos.

Como artista, pongo en este libro mi corazón y mi alma, así que aquí vas a encontrar mi impronta personal.

En esta obra vas a hallar información, pero sobre todo, y más importante, acciones para llevar a cabo. La información es entretenida e interesante, pero la acción es la que puede cambiar tu vida. ¿Listo para empezar el camino para apoderarte de tu cuerpo? ¡Vamos!

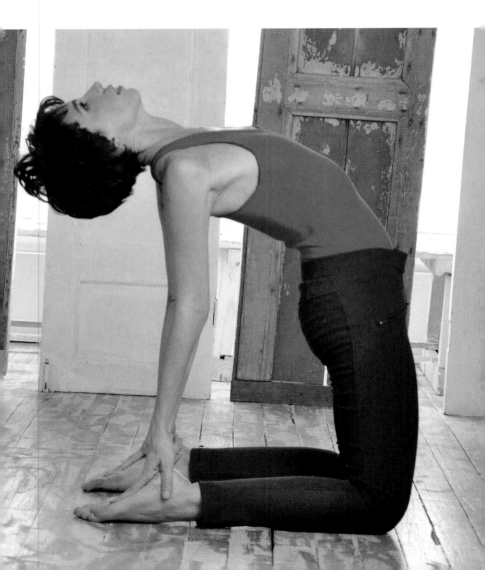

EL PODER EN TI

La manera en que tratas tu cuerpo —tu bien más real,
el templo de tu alma— es inseparable de la manera
en que haces frente a otros aspectos de tu vida.

RUTHY ALON

E n el capítulo anterior te hablé de mi pasión por la danza, pero cómo bailar, en sí mismo, no era mi camino. Pero sí una de las claves de mi trabajo.

Porque me di cuenta de que más que estar en un escenario, lo que anhelaba era la sensación que se tiene al bailar. Deseaba tenerla no solo en la clase, sino todo el tiempo. Y eso es lo que te quiero ofrecer en el camino que empieza en estas cuatro semanas. Porque creo que todos tenemos el derecho de sentirnos ágiles, flexibles y estables, y que fluimos en el espacio en cada movimiento que hacemos.

Imagina esto: no importa tu condición física o estructura, estás cómodo en ti mismo, nada te duele ni te molesta, cuando quieres hacer algo (correr, saltar, bailar, estirarte...), lo haces con gracia y facilidad. Te sientes ágil y fluyes en cada movimiento, desde caminar hasta lavarte los dientes. No quieres cambiarte en nada, pero estás abierto al cambio. No presumes, pero estás presente y eso resulta atractivo. Disfrutas de cada uno de tus movimientos, te gustas, más allá de las formas y los modelos. ¿Cómo sería tu vida si te sintieras así? Suena bien, ¿no?

Lo que llamo *apoderarse* en este libro es lo que acabo de describir. Y para lograrlo no tienes que ser bailarín profesional, ni tener condiciones especiales, o cierto peso o edad. Así como eres, eres perfecto. Lo único que se requiere es que estés dispuesto a explorarte a través de las cuatro claves, ser constante, llevar el aprendizaje a tu vida cotidiana y mantenerte entusiasmado.

Cuando logras estar entero en todo lo que haces, como en tu cuerpo, estable y flexible a la vez, recuperas tu poder y te sientes feliz en ti.

CÓMO PERDEMOS EL PODER SOBRE NOSOTROS MISMOS

Si ves a un niño pequeño que ha tenido más o menos un desarrollo natural, sano, podrás observar lo cómodo y feliz que es en sí mismo.

Un niño sano está lleno de vitalidad, se cae y se levanta, usa su cuerpo con espontaneidad y se mueve para lograr lo que quiere. Su cuerpo está en armonía con sus pensamientos, emociones y sensaciones. Es decir, se conduce como un ser entero en coherencia con sus deseos más profundos, no de manera disociada.

Y lo más importante: se deja guiar por sus sensaciones.

Seguramente tú también recuerdas algún punto de tu vida en el cual te conducías con esa integralidad. No solo cuando eras niño, sino también cuando realizas alguna actividad que te apasiona, o cuando estás con esos amigos que te permiten ser absolutamente tú.

Desde la psicología, la filosofía y la neurociencia podemos entender cómo hemos perdido esa espontaneidad, esa conexión con nosotros mismos. Se ha escrito mucho acerca de cómo perdemos esa espontaneidad que todos alguna vez hemos experimentado. Cada una de estas áreas aporta valiosa información.

Quiero presentarte dos aspectos que coartan la relación con nuestro propio cuerpo desde el punto de vista del movimiento. Podríamos hablar de muchísimos factores, pero prefiero enfocarme en dos que me parecen los más importantes, y que han hecho que, como sociedad, vivamos infelices en nosotros mismos:

1. El intervencionismo
2. La cultura del confort

Veamos cada uno de estos aspectos.

El intervencionismo

Si algo es sagrado, ese es el cuerpo humano.

WALT WHITMAN

Estoy de acuerdo con Whitman en que tu cuerpo es sagrado porque es la manifestación en el mundo de tu ser divino. Pero ¿lo tratas como tal?

Piensa en un espacio sagrado que respetes. Puede ser un templo, o tal vez una playa, o un paraje en la montaña que te inspire, o simplemente un rincón de tu casa en donde encuentres paz. ¿Cómo te comportas cuando estás en ese lugar? Sin duda, con respeto y amor. Seguramente no cualquier persona entra en ese lugar especial, y los que lo hacen, saben que tienen que comportarse con consideración y devoción.

Sin embargo, ese no es el tratamiento que tu cuerpo ha recibido. Como sociedad, permitimos y alentamos mucho intervencionismo en nuestro cuerpo. Desde que somos pequeños, la familia, la cultura y la sociedad nos dicen cómo nos tenemos que parar, qué mover y qué ver. Esto impide que tú, ese espacio sagrado, te desarrolles de la mejor manera. Quieren moldearte, amoldando tu cuerpo y tu movimiento.

Básicamente pasamos por tres tipos de intervencionismo corporal que pueden afectarnos toda la vida si no somos conscientes de ello.

Intervencionismo en la infancia: complacer a cambio de sobrevivir

Para que podamos entender la dimensión del intervencionismo en el desarrollo motor infantil, antes tenemos que comprender cómo nos desarrollamos bajo la perspectiva del vínculo entre el movimiento y el ser.

Magda Gerber, educadora infantil, explica esto magistralmente (y enseña a los padres a crear un ambiente adecuado de desarrollo para sus hijos). Ella aconseja:

Nunca ponga al bebé en una posición de la que no podrá entrar o salir por sí mismo. Cuando abrazamos a un bebé, lo primero que hacemos es ponerlo en posición vertical. Sin embargo, solo cuando el bebé demuestra que su infraestructura musculoesquelética es lo suficientemente fuerte como para soportar la cabeza sobre la espalda recta, debe sujetarse en posición vertical.[1]

¿Qué quiere decir esto? Que nos invita a promover la autonomía del niño, el respeto a su propio proceso y la confianza en que su propio organismo regula su desarrollo. El bebé se tambalea cuando está en posición vertical y no se hace un buen uso de energía y esfuerzo. Cuando se necesita esfuerzo para hacer el trabajo, los patrones de hábito de movimiento que se forman pueden causar otros problemas y descompensaciones que luego, en la edad adulta, parecen inexplicables, pero tienen su origen en la temprana infancia.

Permitir a los niños desarrollar sus movimientos de forma natural, en secuencia y sin forzar sus etapas intermedias, les proporciona una base sólida psicomotriz que los respaldará de por vida.

Sin embargo, ese desarrollo se da durante un período muy largo y de extrema vulnerabilidad. El desarrollo humano no depende únicamente de la genética, sino también del ambiente. Y no solo el desarrollo, sino además la supervivencia.

Como seres humanos aprendemos casi todo. Muchos otros animales nacen, y a las pocas horas ya pueden caminar sin problemas. Y al poco tiempo, pueden sobrevivir por sí mismos. Pensemos por ejemplo en un gato. Pasa las primeras semanas de vida en completa dependencia de su madre.

---

1. Hammond, R. (2011). *Respecting Babies: A New Look at Magda Gerber's RIE Approach*. Zero to Three: Estados Unidos.

Pero tras diez o doce semanas, ya es capaz de sobrevivir por sus propios medios.

Para nosotros no es así. Pasan muchos años antes de que seamos capaces de sobrevivir por nosotros mismos. Eso significa que durante la mayor parte de nuestro desarrollo motor infantil estamos en peligro de muerte: si no nos cuidan, si nos dejan, si nos abandonan, si nos quedamos solos, morimos. Como tardamos tanto tiempo en desarrollar el dominio voluntario de nuestro cuerpo, ese desarrollo se adapta al entorno.

En palabras de Moshe Feldenkrais:

> La prolongada dependencia total del adulto alimenta todo un conjunto de reacciones y características vinculadas a las tensiones corporales. La necesidad de atención, afecto, aprobación, castigo y recompensa es cultivada por la situación fundamental de dependencia.

Este es uno de los motivos por los cuales los primeros años de nuestra infancia nos determinan tanto y la influencia del entorno en ese período es tan contundente: porque de nuestro vínculo con los padres, o quienes actúan como tales, depende nuestra vida o nuestra muerte.

Ahora bien, ¿qué significa esto en términos prácticos? Que para el bebé, en un nivel inconsciente, el hecho de no satisfacer a sus padres pone en riesgo su vida. Esta dependencia prolongada crea una tensión muy grande por su supervivencia. Biológicamente, busca sobrevivir, y la manera que tiene de hacerlo es complacer.

Esto, en muchos casos, va a determinar ciertos rasgos de personalidad, preferencias o roles en la familia. Pero también tiene un impacto directo en el cuerpo. La manera en que ese niño es tocado, el modo en que se aborda su cuerpo y sus necesidades, va a ser la manera en que después se vincule consigo mismo.

Pero el intervencionismo que te planteaba al inicio va más allá: muchas veces los adultos intervienen directamente en el desarrollo motor infantil. ¿Qué quiere decir esto? Quiere decir, por ejemplo, que aunque un bebé no esté listo, los adultos se empeñan en que camine cuando ellos quieran.

Imagínate esto: Marta y Laura son hermanas, y cada una tiene un bebé, con apenas unos meses de diferencia. El bebé de Marta es un poco más pequeño de edad, y a los diez meses ya camina. El de Laura tiene doce meses y aún no lo hace. Gatea, va por toda la casa, pero no camina. Laura ve que su sobrino, más pequeño, ya es capaz de andar por sí mismo, y piensa que su bebé tiene algún problema. No algo neurológico (que podría ser el caso, pero estamos hablando de niños más o menos sanos), sino que, por ejemplo, su hijo es perezoso. Así que, todos los días, toma al niño por las manos, le alarga los brazos encima de la cabeza y lo hace caminar. O tal vez le compra un andador, y lo deja en él todo el día. El niño, pronto, empieza a caminar, igual que su primo. Ahora su madre está más contenta.

¿Te suena esta historia? Tal vez sea la tuya, o la de alguien que conozcas. Suena inofensivo.

Sin embargo, no lo es tanto. El niño aprende a caminar, sí, pero no de la mejor manera, y no es lo único que aprende. La etapa del gateo, previa a permanecer en dos pies, es muy importante, y no es automática. Para que el niño sea capaz de estar parado con un equilibrio dinámico y de manera saludable, es necesario que gatee.

El gateo es un movimiento evolutivo muy importante. Supone una adquisición de autonomía frente a los padres y una oportunidad de descubrir y experimentar el entorno que el niño no había tenido a su alcance hasta ese momento.

El gateo desarrolla la visión, el tacto, el equilibrio, la propiocepción, la motricidad gruesa o desplazamiento con el cuerpo y la motricidad fina, la orientación y discriminación espacial de fuentes acústicas y la futura capacidad de escritura, todo en un solo ejercicio. Además, integra los diferentes subsistemas del movimiento que componen otros muchos más complejos como andar, correr, etc. Por tanto, si el gateo se desarrolla correctamente, se favorecen las conexiones futuras de todo tipo entre los dos hemisferios cerebrales. Y de estas conexiones depende el correcto desarrollo de funciones cognitivas (aprendizaje) y de movimiento más complejas.[2]

En un desarrollo motor infantil sin intervención adulta, cuando el niño siente que está listo, gatea. Cuando siente que está listo, se para. Cuando siente que está listo, camina. Sus sensaciones internas lo van guiando. En el momento en que el adulto interviene, complacer a este pasa a ser más importante que seguir sus sensaciones internas, escuchar a su cuerpo y moverse en sintonía con él. El bebé deja de lado lo que su cuerpo le expresa a través de sus sensaciones, para

2. Al respecto, leer López, S. *La importancia del gateo*. Unidad de Psicología Clínica y de la Salud de la Universidad Complutense de Madrid. http://www.psicoactua.com/webcms/usuario/documentos/20121105174143_Importancia%20del%20gateo.pdf

comenzar a hacer lo que le dicen que tiene que hacer. ¿Por qué? Porque su vida depende de ello, porque se halla en un período en el cual no puede sobrevivir por sí mismo.

De ese modo, el niño, a la vez que aprende a caminar, aprende que es más importante hacer lo que le piden que lo que siente, para asegurar la supervivencia, y que vale la pena crear todas esas tensiones musculares que necesita para mantenerse en pie (innecesarias, si lo hiciera cuando está listo), para lograr el objetivo que le piden. Muchas veces esta creencia, instalada en sus circuitos nerviosos, va a acompañar a ese ser toda su vida.

Otro ejemplo del intervencionismo es cuando el niño empieza a caminar, y como parte de su proceso, se cae. Si lo dejan, se levantará sin ningún problema, y volverá a caerse al rato, hasta que domine el estar de pie. Si la madre o el padre hacen un drama cada vez que el niño se cae, y gritan, o corren a levantarlo antes de que él lo haga por sí mismo, el niño aprende que está mal caerse, que es peligroso. Si lo dejan, toma el caerse y levantarse como parte natural de la vida.

A otros niños no se les permite gatear, porque el suelo es sucio, y se los tiene todo el día en el cochecito o en brazos, impidiéndole que explore sus diferentes movimientos libremente.

Cabe aclarar que la estimulación temprana y crear el ambiente adecuado para el desarrollo del bebé son muy importantes. Pero se trata de eso: de poner todo a su disposición para que, cuando esté listo, tome lo que necesite, no imponérselo.

A veces la intervención no es de los padres. Puede ser que el bebé haya tenido algún problema durante el nacimiento y tenga que usar un corsé o un arnés, cualquier cosa que le impida su movimiento natural. Esto nos lleva al intervencionismo médico, en la infancia o en la edad adulta. Muchas veces es necesario y útil; el problema es cuando no se atiende al impacto que estas intervenciones pueden tener más allá del problema específico que resuelvan.

Juliana es bailarina y alumna nuestra en la formación profesional de Feldenkrais en Cali (Colombia). Durante sus estudios, pudo descubrir algo de su primera infancia que tuvo un impacto enorme en sí misma. En sus propias palabras:

> Empecé a descubrir que no tenía los pies conectados, que estaban fríos, que se dormían en las clases que implicaban movilizar la pelvis. Me doy cuenta de que tengo mucha tensión en la pelvis. En una sesión en particular, cuando logré movilizar el pecho, me paré y sentí un alivio increíble

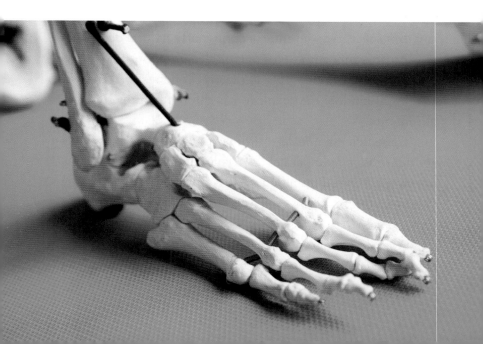

y las lágrimas salieron como una cascada... como si toda mi vida mi cuerpo estuviese esperando sentirse así. Era como si por primera vez, en toda mi vida, mi peso pudiera meterse en mi pelvis, atravesarme, conectarse con la tierra. Sentí una cercanía con mis piernas, algo tan íntimo... y recordé todo el tratamiento ortopédico al que me habían sometido y que había olvidado completamente. Ese mismo día fui a ver a mi madre, le pedí que me contase más y me dijo que nací con las piernas rotadas hacia dentro y que me enyesaron recién nacida durante tres meses. Los zapatos ortopédicos y las plantillas no hicieron sino sacarme de mí, de mi relación íntima con la pelvis. Ahora puedo sentir mi firmeza cuando me paro y cuando camino, y eso me hace sentir plena y que me puedo expandir y reunir con el mundo.

Tal vez tu historia fue similar, o es ahora la historia de tus hijos.

Ahora la buena noticia: lo que se estableció en esa época no es para siempre. Así como le ocurrió a Juliana, si conscientemente te reeducas a ti mismo como adulto, nada de lo que se haya instaurado en la infancia es definitivo. Tienes todo lo necesario en tu cerebro para volver a conectarte con tu potencial innato. Te lo digo no solamente por las increíbles historias de transformación que veo cada día con mis clientes, sino por la mía propia.

Yo no gateé, y caminé a los ocho meses. Eso me provocó mucha tensión en las caderas, probablemente porque me mantenía de pie debido a un excesivo esfuerzo muscular en esa zona. Si bien mis padres no me forzaron ni me agarraban para que caminara (es más, me dejaban muchas horas explorando en el suelo, moviéndome libremente), no gateé. No sabemos a qué se debió, pero me faltó pasar por esa etapa. Años más tarde, tuve la oportunidad de re-aprender a gatear. Fue muy extraño cómo al inicio no tenía ningún registro de cómo hacerlo. Claro que podía coordinar los movimientos a voluntad sin mayor dificultad, pero no era capaz de encontrar ese lugar interno desde el cual el movimiento emerge de manera natural. Gracias al método, pude poco a poco reconectar en mi sistema nervioso esa etapa faltante, lo cual tuvo un impacto en la manera en que me paro y camino, que ha mejorado notablemente. Hoy me encanta gatear, tanto que muchas veces subo las escaleras de mi casa gateando. Eso no solo me masajea la espalda y las caderas, sino que me proporciona mucha alegría.

Trabajar sobre mí misma con conciencia alrededor de esa etapa faltante de mi desarrollo motor infantil no solo me dio más habilidades y más flexibilidad, sino que también tuvo un curioso efecto colateral: a medida que mi cuerpo se alineaba gracias a la recuperación de una fase perdida, me fui despojando de una característica: la complacencia para con los demás. A lo largo de ese período, con frecuencia decía que no de forma espontánea, algo que antes era extremadamente difícil para mí. A la par de moverme más acorde a mi ritmo interno, empecé a comportarme más como yo misma, priorizando mi intuición y mis sensaciones por encima de lo que se esperaba de mí.

Hoy me considero una persona consciente y saludable, gracias al trabajo que he hecho sobre mí misma, a pesar de no haber gateado.

Así que, como ves, para ti o para tus hijos, nunca es tarde.

No importa cuánto tiempo haya pasado, no importa la edad que tengas, tu cerebro está esperando la oportunidad de prosperar y que tú accedas a más y más de tu potencial.

Intervencionismo en la escuela: perder la conexión con las sensaciones

El niño, después de nacer, se mueve más o menos libremente, pero siempre desarrollándose a través del movimiento de manera integral. Un bebé, más allá del intervencionismo adulto que puedo existir, se desarrolla cognitiva y emocionalmente a través del movimiento. Aprende del mundo y de sí mismo moviéndose.

Luego, llega la época escolar, y se le pide que, para aprender, se esté quieto y sentado. Así, empezamos a separar el cuerpo, la mente y las emociones.

Cuando Tamara llegó a mi consulta, tenía doce años y parálisis facial. El motivo diagnosticado por el médico: estrés escolar. Era una niña inteligente, bonita, de una familia de buena posición económica, pero no podía soportar las exigencias de la escuela a la que asistía.

Trabajé con ella para que sus músculos pudieran volver a su lugar, suavizando su cara, pero también reorganizando su pecho y su columna. Así, poco a poco se recuperó completamente. Parte de su recuperación fue el trabajo con sus padres. Tanto a través de charlas de orientación como de su propia asistencia a clases conmigo, fueron entendiendo cómo reducir la presión que ejercían en su hija, y empezaron a dejar de ver como «normal y positivo» la olla de presión que era, para una niña con su sensibilidad, ese colegio. En una palabra, aprendieron a manejarlo.

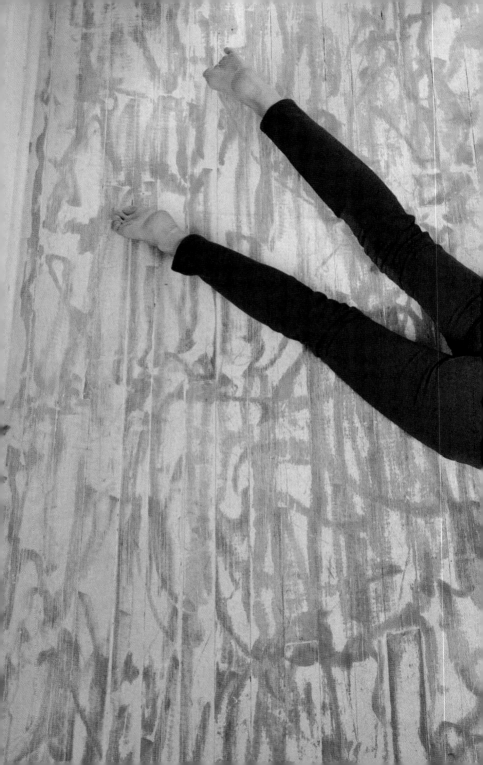

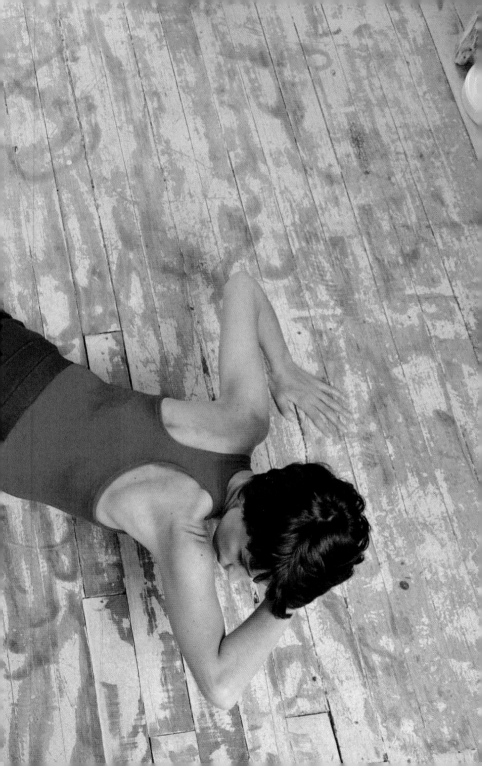

Tamara es un extremo de lo que puede suceder en nuestros cuerpos bajo un sistema escolarizado demasiado rígido, que no toma en cuenta las diferentes capacidades y sensibilidades. Si hubiera podido sentirse y regularse a sí misma, no habría tenido una parálisis facial a los doce años. Si ella o sus padres hubieran sabido reconocer antes las señales de su cuerpo, podría haber canalizado el estrés de otra manera. Como sociedad, en la educación enseñamos a los niños a no dejarse guiar por sus sensaciones. Esto es muy positivo para la socialización, y tiene su porqué. Por ejemplo, el niño aprende que no puede comer cada vez que tiene hambre; que tiene que esperar a llegar a su casa. O que no puede ponerse a llorar en cualquier momento en cualquier lugar. Aprendemos a controlar nuestros impulsos por la integración social. Y eso es muy necesario e importante para vivir en comunidad.

Sin embargo, hay una diferencia entre cegarnos a las sensaciones y poder observarlas y buscar la mejor manera y momento de satisfacerlas. Al estar tantas horas sentados en la escuela, nos empezamos a separar de nuestro cuerpo para el desarrollo personal y, a la vez, de nuestras sensaciones como guía de nuestro bienestar.

Al perder la guía de nuestras sensaciones, perdemos nuestra autoridad interna, nuestro poder sobre nosotros mismos.

Intervencionismo en la edad adulta: no ser lo suficientemente buenos

Luego, en la adolescencia, empezamos a ser bombardeados con cómo deberíamos comportarnos, vestirnos, cuánto tenemos que pesar, etc.

Y como adultos, esto continúa. Recibimos constantes mensajes acerca de cómo modificar nuestro cuerpo con dietas, ejercicios, modas incómodas y hasta operaciones. Pero no solamente desde la noción de querer cuidar el cuerpo, sino desde cómo «tenemos» que arreglarnos, que modificarnos, porque no somos lo suficientemente buenos.

Y una vez que se instala en nuestra autoimagen la idea de que no somos lo suficientemente buenos, eso nos acompaña toda la vida, por más que adaptemos nuestro cuerpo a que se vea como creemos (o como nos dicen) que debe verse.

Por supuesto que recibimos este intervencionismo desde la moda, pero también algunas veces desde el deporte y la danza, cuando se califica a alguien, a su ser, por lo que puede o no hacer con su cuerpo. Entregamos el regalo de guiarnos por medio de nuestras sensaciones por buscar una apariencia externa.

Un ejemplo concreto es el uso de zapatos de taco alto. Por más que te hagan parecer alta, delgada y con las piernas más largas, poner tus pies en un par de tacones día tras día puede tener un impacto realmente negativo en tu salud y en tu economía. En Estados Unidos, por ejemplo, se practican intervenciones quirúrgicas en los pies por problemas derivados del uso de tacones altos que en 2012 representaron un gasto de 3.500 millones de dólares.[3]

La altura de los tacones y una punta estrecha pueden crear un engrosamiento del tejido alrededor de un nervio entre el tercer y cuarto dedos de los pies y entumecimiento en los dedos. El uso de tacones supone un exceso de fuerza

---

3. Todd Lindeman y Brenna Maloney, *High heels can be a pain in the feet*, publicado en el *Washington Post* el 17 de junio de 2013, http://apps.washingtonpost.com/g/page/national/high-heels-can-be-a-pain-in-the-feet/237/

en el interior de la rodilla —un sitio común de osteoartritis en las mujeres—. Otros daños relacionados con los zapatos de tacón alto incluyen los juanetes, lesiones de tobillo, desalineamiento postural, malas posturas y tendones dañados.

Y no son solo los datos médicos. Por supuesto que usar tacones no es un ejemplo de comodidad, pero dejamos de lado nuestras sensaciones para seguir ese ideal estético. Y aquí ocurre algo curioso: nos ponemos incómodos para vernos bien, pero ocurre exactamente lo contrario.

Por ejemplo, párate un momento como crees que deberías pararte para estar «derecho». Si eres como la mayoría de las personas, la imagen que tienes es la de meter barriga, sacar pecho, arquear la cintura y elevar el mentón. Ahora nota, ¿cómo te sientes haciendo eso? ¿Te sientes cómodo y fluido, o rígido y tenso? Probablemente lo segundo.

Creemos que aun sintiéndonos así, no importa, porque nos vamos a ver bien. Pero eso no es cierto, porque lo que los demás van a percibir, más que cómo nos vemos, es cómo nos sentimos.

Hacer ejercicio, algún deporte o danza es sumamente beneficioso, pero también puede convertirse en un espacio en el cual entregas a otro el poder sobre tu cuerpo.

En mi consulta privada trabajo con muchos deportistas y bailarines profesionales o aficionados que se lesionaron practicando sus entrenamientos. Y en casi todos los casos, esto ocurrió porque se sobreexigieron. Atiendo también a muchísima gente que se lastimó en el gimnasio, por poner un kilo extra en el aparato o por hacer esos diez abdominales más.

Cuando vamos a clases con «expertos» sobre el cuerpo, muchas veces hacemos lo que nos dicen ciegamente. Aunque estemos sintiendo que nos dañamos o que nos duele, seguimos, escuchando a esa persona y no a nosotros mismos. Cuando estaba en el liceo, odiaba hacer abdominales en la clase de gimnasia. Me acuerdo de que solamente los hacía cuando la profe (una señora de pelo cano que durante años vimos con el mismo traje deportivo azul oscuro) me estaba mirando. Me sentía bastante culpable por ello, porque yo era una «buena alumna» y siempre me ha encantado moverme. Pero algo dentro de mí me decía que no hiciera abdominales, cuando son la base de cualquier entrenamiento físico.

Me sentía culpable porque no era capaz de hacer físicamente, sin forzarme, lo que se esperaba de mí. Sin embargo, algo muy fuerte a nivel sensorial me decía que no lo hiciera, y yo lo escuchaba, aunque aún avergonzada.

Años más tarde, me lastimé el cuello en una clase de acondicionamiento físico que incluía hacer abdominales con pesas en los brazos. Allí la profesora no se iba como en el liceo, y yo aún no era capaz de obedecer más a mis sensaciones que a la autoridad externa, así que lo hice y me lesioné.

Antes, esa voz interna, suave, bajita, que me decía qué hacer o qué no hacer en la clase de gimnasia, me molestaba. Hoy, la abrazo, la sigo y le agradezco su guía, porque sé que es la base de mi salud y mi bienestar.

Esa lesión fue muy positiva para mí, ya que me permitió darme cuenta de que hacía los abdominales desde el cuello, no desde el abdomen. Luego, cuando entendí más mi propia estructura y en particular cómo son y cómo funcionan los abdominales, me di cuenta de que nunca en todos mis años de entrenamiento había fortalecido realmente el abdomen. Lo único que había hecho era tensionar el abdomen, la cintura y las caderas.

Si hemos sufrido algún accidente, enfermedades o lesiones, muchas veces pasamos por una situación momentánea, pero muy intensa, física o emocional, que se vuelve permanente.

Cuando tenía diez años sufrí un accidente de coche. Crucé la calle y un conductor distraído me golpeó en el lado derecho de la pelvis y del pecho. Los que lo vieron dicen que fue un milagro que haya sobrevivido. Los médicos estaban asombrados de que no me hubiera pasado nada. Claro, se referían a que todos los órganos estaban bien, ningún hueso roto y la cabeza en su lugar. Después de unos días de observación volví a mi casa, y la verdad es que durante mucho tiempo no volví a pensar más en ese suceso. Hasta que empecé a

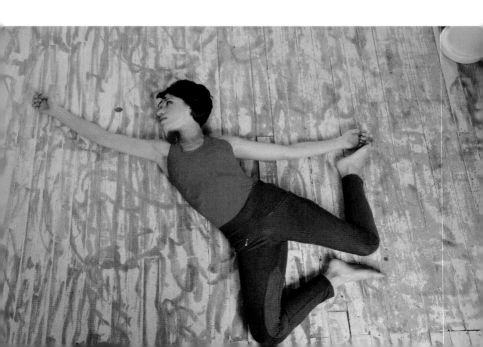

traer la conciencia a mi cuerpo. Y me di cuenta de que mis costillas del lado derecho estaban más cerradas y flexionadas lateralmente que las del lado izquierdo. Era algo sutil, pero fuerte, y yo no tenía ni idea de cómo lo había creado. Un día en una clase me vino la imagen del accidente, y lo entendí: aquel golpe en el lado derecho del cuerpo que hizo que volara y aterrizara a dos metros del coche, ese impacto tan grande que recibió mi cuerpo, de alguna manera aún estaba allí, modelándome. Así es como el trauma se instala en nosotros. En el trabajo con el movimiento inteligente no necesitas saber cómo se instaló un hábito en ti para transformarlo, funciona de todas maneras. Y la mayoría de las veces no sabemos. Pero el saber le da más sentido a lo que haces.

Todas estas intervenciones nos van moldeando, no solo nuestro cuerpo, sino también en la manera en la que nos comportamos en el mundo. Tienen un profundo impacto en nosotros, que nos resta poder, y por supuesto, felicidad.

Como ves, la historia de nuestro desarrollo corporal está plagada de intervenciones culturales que interfieren en el buen funcionamiento biológico y en el desarrollo de la conciencia de ti mismo. Es la historia de cómo hemos perdido nuestra autoridad interna y nos hemos desconectado de nosotros mismos.

Hace un tiempo me escribió una persona a mi cuenta de Twitter[4] preguntándome cuál era la mejor postura para dormir. Había oído tantas veces esa pregunta que decidí hacer una emisión de Movimiento Inteligente TV sobre ese tema, que encuentras en la página web privada de este libro.[5]

---

4. @LeaFelden
5. fttp://leakaufman.com/bonoslibro/ código ELPODERENMI.

Recibo muchas preguntas, pero esa me llamó especialmente la atención. ¿Tanto hemos perdido la capacidad de sentirnos que incluso ya no sabemos cómo realizar una función tan autónoma y básica para la supervivencia como es dormir?

Para salir del intervencionismo tenemos que volver a ser dueños de nuestro propio cuerpo. Entenderlo, escucharlo y prestarle atención realmente. Aceptarnos tal cual somos, y dejar de correr detrás de ideales estéticos inventados. Esto te va a permitir volver a confiar en ti mismo, acceder a tus recursos internos y ser más tú mismo, con todo lo que eres, sin querer domesticarte.

La cultura del confort[6]

> *Lo biológico y lo cultural están entrelazados de una manera que no es separable*
>
> HUMBERTO MATURANA

¿Has visto *Wall-e*, la película de Pixar y Disney estrenada en 2008? Bueno, si no la viste, este es un buen momento para hacerlo; mientras, aquí te hablo un poco de ella para ejemplificar lo que te quiero decir: en esta película, los seres humanos del futuro viven en el espacio exterior, en una nave llamada *Axioma*, en un estado de inutilidad física al que llegaron seducidos por promesas como «nosotros lo hacemos por ti», «no hace falta caminar» y «la frontera final es la diversión», promesas de comodidad total y de una vida feliz.

---

6. Algunas partes de esta sección del libro fueron publicadas previamente como un artículo en *Huffington Post Voces* en diciembre de 2012.

Cuando Wall-e (un robot que vivía en lo que quedaba de la Tierra) logra colarse en la nave *Axioma*, ve por primera vez en vivo a seres humanos. Pero se encuentra con personas muy distintas a las que veía bailando y cantando en su viejo VHS. En ese mundo mecanizado, robots y máquinas hacen absolutamente todo por los seres humanos, desde moverlos hasta alimentarlos. Sin embargo, ese estilo de vida, lejos de activar la diversión, creatividad y felicidad, despoja de su forma física a las personas y las hace seres aburridos y desmotivados.

Claro que nosotros no disponemos de sillas flotantes, pero poco a poco estamos dejando de usar nuestro cuerpo de forma retadora y dinámica. Con los coches, los controles remotos y las escaleras mecánicas, cada vez tenemos menos retos corporales en la vida cotidiana. Pero pagamos un precio muy alto por el supuesto confort.

A veces parece que inventamos cosas para no tener que movernos. Creemos que al no hacer las tareas cotidianas estamos guardando energía para realizar otras labores más importantes, cuando en realidad nos estancamos y perdemos energía.

Mientras más nos movemos, más energía tenemos y mejor está nuestro cuerpo. El movimiento es la expresión primaria de la vida, y de tu ser. Tú estás hecho para moverte. Cuando dejamos de movernos, perdemos energía, los huesos se descalcifican y los músculos se debilitan, las ideas no fluyen y las emociones se estancan.

La cultura del confort nos ha hecho avanzar en muchos aspectos, ya que nos deja tiempo libre para crear, inventar y evolucionar. La clave está en usar las herramientas de confort como eso, como herramientas, y no para suplir las funciones de nuestro cuerpo.

Dos de las características más nocivas actualmente de la cultura del confort son la cultura de sillas y dejar de caminar.

La cultura de sillas

Estar sentado en una silla es una de las posiciones más demandantes para el ser humano, y una de las más dañinas. Al día, pasamos más de nueve horas sentados —más que las siete que pasamos dormidos—. Estar sentado más de seis horas diarias te hace un 40% más propenso a morir quince años antes que una persona que se sienta menos de seis horas al día.

En cuanto te sientas, la actividad eléctrica de los músculos se apaga, la quema de calorías disminuye a una por minuto y las enzimas que ayudan a descomponer la grasa decrecen un 90%. A las dos horas de estar sentado, el colesterol bueno disminuye un 20%. A las veinticuatro horas, la efectividad de la insulina baja un 24% y el riesgo de diabetes aumenta.[7]

Además, sobrecarga de trabajo a la columna, tensa la espalda e inmoviliza las caderas. Y algo fundamental que no citan los estudios: nos priva de nuestra relación con la tierra. En nuestras culturas occidentales como adultos ya no vamos al suelo, perdemos la capacidad de sentarnos y levantarnos con agilidad, ya no sabemos cómo estar sentados en la tierra.

---

7. Hay dos artículos que te recomiendo sobre este tema:
   1. James Vlahos, *Is Sitting a Lethal Activity?* http://www.nytimes.com/2011/04/17/magazine/mag-17sitting-t.html?_r=0
   2. Owen, N; Bauman, A y Brown, W. (2008). *Too much sitting: a novel and important predictor of chronic disease risk?* http://bjsm.bmj.com/content/43/2/81.full

Este es un tema tan importante que en la página web privada te he dejado una sección especial donde encontrarás vídeos acerca de cómo sentarte más saludablemente cuando tengas que hacerlo.

Dejar de caminar

El bipedalismo es un milagro de la evolución. Mantenernos erguidos es el mayor reto que hemos enfrentado como especie. Como dice Moshe Feldenkrais, ser capaces de estar de pie con una base tan pequeña, un centro de gravedad tan alto y la cabeza encima de la columna es una verdadera proeza.

Esa organización que hemos alcanzado como especie tiene un objetivo: movernos con facilidad. Y una de las funciones primordiales es caminar. Cuando caminamos dinámicamente, estamos fortaleciendo los huesos, mejorando la circulación, activando el corazón y despejando la mente.[8]

Sin embargo, hemos dejado de hacerlo. Hemos dejado de usarnos para lo que hemos evolucionado.

Estas dos grandes trabas, intervencionismo y confort, junto con muchas más, han moldeado tu cuerpo y tu relación con tu cuerpo. Y han hecho que hoy no estés tan feliz viviendo en ti mismo.

---

8. Parte de la razón de por qué el ejercicio mejora la cognición tiene que ver con el flujo sanguíneo. Las investigaciones demuestran que cuando hacemos ejercicio, la presión arterial y el flujo de la sangre en todo el cuerpo aumenta, incluyendo en el cerebro. Más sangre significa más energía y más oxígeno, lo que hace que nuestro cerebro funcione mejor. Lenneville, N. (2013). *Why Do I Think Better after I Exercise?* Obtenido desde http://www.scientificamerican.com/article.cfm?id=why-do-you-think-better-after-walk-exercise.

Pero nada de eso es inamovible. Todos tenemos una historia que nos ha traído hasta aquí. Nuestra historia personal y también la historia de la humanidad. Hay que respetar esa historia y estarle agradecido, porque te ha hecho quien eres. Y vamos a empezar a mover algunas cosas.

Al aplicar las cuatro claves del movimiento inteligente para ser feliz en tu cuerpo, vas a desarrollar una habilidad fundamental: moverte en conciencia.

Si lo piensas, te mueves para todo lo que haces. Incluso para pensar y respirar. En el momento en que ya no hay movimiento, es porque estás muerto.

Cuando aprendes a moverte en conciencia, es decir, dándote cuenta de cómo lo haces, aprendes a llevar conciencia a todos los aspectos de tu vida, porque para todo lo que haces, te mueves. Esa conciencia es la base de tu bienestar.

CÓMO USAR ESTA GUÍA

Durante estas cuatro semanas vas a llevar a cabo dos tipos de tareas: ejercicios y actividades.

Los ejercicios de movimiento están inspirados en el método Feldenkrais (en el anexo puedes leer más sobre este método). Para realizarlos, necesitas una colchoneta firme. Si no tienes, usa una manta o alfombra. Además, tal vez quieras utilizar una almohadilla firme o en su defecto una o varias toallas dobladas. En otras clases necesitas un asiento también firme sin posabrazos y una pañoleta, así como un cuaderno o cualquier dispositivo donde puedas llevar un diario de tu viaje y que sea práctico tener contigo durante estas semanas.

Esta es mi interpretación del método a través de mi vivencia, y mi forma de comunicarte algunas de las claves que lo rigen.

Las actividades están basadas en mi búsqueda personal para mi desarrollo como ser humano. Todo lo que comparto

contigo, yo lo he probado, lo uso y me da resultados conmigo y con mis clientes.

Antes de entrar de lleno en las cuatro semanas[1] que tenemos por delante, quiero darte algunas pautas para que sigas esta guía con éxito. Tenlas presente en todo momento. Puedes regresar a ellas antes de cada ejercicio para abordarlos de la mejor manera:

---

1. ¿Por qué cuatro semanas? Algunos hábitos tardan unas semanas en quedarse y otros toman mucho más tiempo. En un estudio hecho por Phillippa Lally, Cornelia H. M. van Jaarsveld, Henry W. W. Potts y Jane Wardle en 2009 para investigar el proceso de formación de hábitos en la vida diaria, 96 voluntarios eligieron un comportamiento de comer, beber o hacer para llevar a cabo todos los días en el mismo contexto (por ejemplo, «después del desayuno») durante doce semanas. El tiempo de crear un hábito —de no existente a automático— osciló entre 18 días y más de cinco meses. El promedio fue de 66 días (Lally, van Jaarsveld, Potts, y Wardle. (2009). *How are habits formed: Modelling habit formation in the real world*. European Journal of Social Psychology). En mi práctica he visto que mantener la atención en ti y en tu cuerpo durante cuatro semanas —28 días— y realizar los movimientos inteligentes, transforma tu manera de estar en ti. Si necesitas más tiempo, puedes continuar esta guía repitiendo lo que necesites, los días que necesites.

1. Te mueves a ti mismo. Cuando te mueves, siempre te estás moviendo a ti, no a una parte tuya. No es el hombro, o la cadera, siempre eres tú, en todo tu esplendor. El movimiento solo es la puerta de acceso.

2. No te muevas automáticamente. No hagas los ejercicios mientras ves la tele o hablas con un amigo. Dedica tiempo para estar contigo. Busca un lugar tranquilo donde no te vayan a interrumpir.

3. Toma las pausas que necesites durante cada ejercicio. Sigue tu propio ritmo.

4. No vamos a trabajar con un número específico de repeticiones, eso no es lo importante. Realiza unas cuantas veces cada movimiento propuesto mientras puedas mantenerte atento a lo que estás haciendo y no te cansas. Si haces el movimiento mecánicamente, o empiezas a cansarte, para de inmediato.

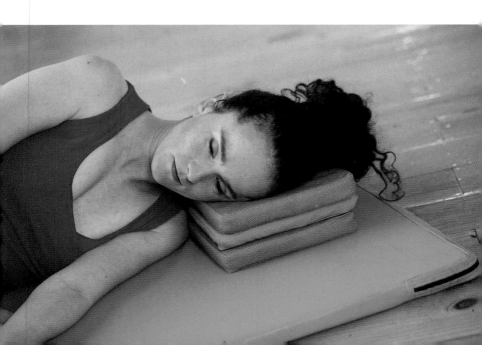

5. Registra en tu diario tu experiencia después de cada actividad o ejercicio. No lo hagas mientras lo llevas a cabo para que no te distraiga de la vivencia. Siempre hazlo después.

6. Tómate tu tiempo. Esta guía está diseñada para que la completes en cuatro semanas. Mi recomendación es que lo hagas en ese tiempo, pero si pierdes un día o te atrasas, no te mortifiques. Vas a encontrar el ritmo que sea perfecto para ti y te dé mayores beneficios.

7. Respeta tus sensaciones. Haz los ejercicios siguiendo tus sensaciones internas. Practica el dejarte guiar por ellas. Te recompensarán bien, te llevarán al bienestar. Si te molesta, para. Si te duele, para. Hazlo con menor intensidad y más lento. ¿Aún molesta? Puedes cerrar los ojos y simplemente imaginar el movimiento. Vas a tener los mismos resultados, te lo puedo asegurar.[2]

8. Comete errores. No quieras hacer los movimientos perfectos, explora, equivócate, como un niño.

9. No busques un modelo externo. Practica tu autoridad interna no copiando cómo alguien más se mueve, sino encontrando tu propia manera. Al pasar de las palabras al movimiento tu autoimagen se expande.

---

2. En el libro *The mind & the brain* (HarperCollins, 2002), Jeffrey M. Schwartz y Sharon Begley describen un experimento realizado en 1995 por Álvaro Pascual-Leone, en el que comprobó que «el hecho de meramente pensar en un movimiento produce en el cerebro cambios comparables a aquellos generados por el movimiento en sí». El uso de la imaginación es un elemento muy importante en métodos somáticos como Feldenkrais y Franklin, entre otros.

10. Valora cada mejoría. Si ganas un milímetro de flexibilidad, celébralo. Si te duele un grado menos, festéjalo. Si te expandes, por más imperceptible que sea visto desde fuera, apláudete.

11. Disfrútate. Busca gozar de ti en cada ejercicio. Usa este mantra para que te acompañe estas cuatro semanas: *Me siento bien del modo como me muevo.*

12. Algunos ejercicios de atención o de movimiento te van a resultar retadores. En esos momentos, mantente presente, vuelve a leer estas pautas y sé aún más amoroso contigo mismo.

13. Además de lo que encuentras aquí, quiero regalarte una serie de bonos que van a apoyar tu proceso. Para acceder a ellos ve a la siguiente página web privada: http://leakaufman.com/bonoslibro/ e introduce el código ELPODERENMI.

14. No estás solo; sé parte de la comunidad. Este es un profundo trabajo individual, pero no estás solo. Miles de personas están haciéndolo contigo alrededor del mundo. Puedes conectar con ellas usando el *hashtag* #ApoderateDeTuCuerpo en Facebook, www.facebook.com/kaufmanlea y Twitter, @LeaFelden. También puedes crear un círculo de lectura para realizar este viaje junto con tus amigos.

Por último, quiero abordar dos preguntas muy importantes que siempre me hacen mis alumnos. La primera es: «¿Cómo sé si lo estoy haciendo bien?».

Ojalá que no, pero probablemente esta pregunta te llegue durante estas cuatro semanas. Es casi inevitable, porque estamos entrenados en la cultura de «hacerlo bien», de ser «buenos alumnos» y de que hay un bien y un mal. Bueno, este no es el caso.

Tienes permiso de ser mal alumno, tienes permiso de ir a tu propio ritmo, tienes permiso de ser un principiante, tienes permiso de equivocarte, tienes permiso de hacerlo mal y tienes permiso de hacerlo bien. Tienes permiso de sentir exactamente lo que estás sintiendo y sentirte cómodo con ello.

Ahora te voy a contar un secreto: si sientes que lo estás haciendo bien, eso significa que lo estás haciendo bien. Si te enfocas en buscar la calidad del movimiento, lo estás haciendo bien.

Y la otra pregunta que me hacen es: «¿Está bien sentir esto que siento?».

Sientas lo que sientas, eso es correcto. No hay bien ni mal en el reino de las sensaciones. Son lo que son. Y lo mejor es tomarlas como vienen. Aquí vale la pena citar a Gil Hedley, maestro de educación somática, quien afirma: «Yo creo que las sensaciones son moralmente neutrales. Son la voz del cuerpo. Cuando aceptamos las sensaciones, accedemos al idioma que se habla en nuestro interior, un idioma en el que podemos tener cada vez más fluidez. Cuando juzgamos nuestras sensaciones, silenciamos esa voz».

Así que recuerda, lo que sientas es perfecto. Permítete sentir, reconocer y honrar lo que sientes. Es fundamental en este viaje de cuatro semanas que estás por empezar.

PRIMERA SEMANA

APRENDER A ESTAR EN TI: UNIR EL CUERPO Y LA MENTE

Nuestro cuerpo es nosotros mismos. Él es nuestra única realidad aprehensible. No se opone a la inteligencia, a los sentimientos, al alma. Los incluye y los alberga. Tomar conciencia del propio cuerpo significa abrirse al acceso de la totalidad del propio ser.

THERESE BERTHERAT

N i en el cuerpo ni en la vida suceden las cosas «de repente». Los acontecimientos vienen de semillas que hemos plantado antes. Si un día amaneces con un dolor que te inmoviliza, lo más probable es que ese dolor empezase mucho antes. Primero como una pequeña incomodidad, que tal vez ni notaste. Luego, esa incomodidad creció y se convirtió en una pequeña molestia. Tal vez la notaste o tal vez no, pero no hiciste nada en ese momento para que desapareciera. La molestia siguió creciendo, hasta que pasó a ser un dolor pequeño, y entonces te dijiste a ti mismo: «Me aguanto, no pasa nada» y seguiste. Finalmente, un día te levantaste «de repente» con un dolor enorme, o sin poder moverte, o con una lesión.

Esa, más o menos, es la historia de muchos malestares. Si somos conscientes de nosotros mismos, vamos a tener la capacidad de identificar la primera incomodidad, y en ese momento, hacer algo para ajustarla. De esta manera, nos mantenemos más saludables, y más despiertos.

Si eres capaz de sentir en ti mismo sutiles diferencias, si eres capaz de ajustarte a ti mismo en esa etapa, sin duda te vas a ahorrar muchos dolores y molestias en el futuro. Y eso es lo que vas a aprender ahora.

Cuando eres capaz de observar tus patrones de movimiento, tú ya no eres esos patrones y puedes transformarlos. Nuestras sensaciones nos cuentan cómo estamos, cómo nos afecta nuestro ambiente tanto interno como externo. A través de ellas, sintiendo nuestro cuerpo, nos conocemos, nos reconocemos y podemos autorregularnos.

Muchas personas viven una paradoja en su cuerpo: por un lado, se disocian de él, dejando de sentir, y por el otro, se identifican demasiado con su postura, su forma de moverse, su caminar, sus dolores y sus restricciones de movimientos. Así, solamente sienten las molestias, pero a la vez están tan apegadas a su propia organización corporal que creen que ellas son solo eso.

Cuando desarrollas la autoconciencia por el movimiento, sientes con mucha más claridad las sutiles variaciones que, momento a momento, suceden en ti y eres capaz de desapegarte de tus patrones de organización corporal y por lo tanto transformarte.

Porque tú no eres tus patrones, la manera programada en la que te mueves, tú eres la conciencia que los observa. Y en el momento que observas esos patrones, dejas de ser ellos y puedes expresar tu ser más profundo en el mundo.

Ser más consciente de nuestro movimiento suena conveniente, ¿verdad? Y ¿cómo hacemos eso? Antes que nada, alineando el cuerpo y la mente.

Cuando aprendes a estar en ti mismo, a estar atento a ti, aprendes a sentir cada pequeño cambio en tu cuerpo. Percibes cuándo se para tu respiración, cuándo tus músculos se contraen de más, cuándo cambia tu postura. Y si te das cuenta en el momento, lo puedes modificar, y así prevenir lesiones y aliviar molestias. Y también aprendes a sentir toda la maravilla que es tu cuerpo. A sentir y apreciar tu respiración profunda, a notar el soporte de las plantas de tus pies en el suelo y valorarlo, a percibir tu columna como un cilindro flexible que se alarga y te da alegría. Este manejo de tu atención te permite percibirte más a ti mismo, lo cual tiene unos beneficios secundarios que te van a sorprender. Nos cuenta Peter Levine en su libro *Curar el trauma*:

> [Desarrollar el sentido de la percepción] aumenta nuestro disfrute de las experiencias sensuales. Puede permitir el acceso a un estado espiritual [...] El sentido de la percepción ayuda a las personas a sentirse más naturales: más arraigadas y más a gusto con su cuerpo. Puede desarrollar el sentido del equilibrio y la coordinación. Aumenta la creatividad. Gracias al sentido de la percepción, experimentamos bienestar, paz y amor. Es el medio por el que experimentamos el «yo».

Cuando tu atención está centrada en tu cuerpo, este, por sí mismo, empieza a trabajar mejor.[1] Y lo más maravilloso

---

1. Como señalan Scwartz y Begley en *The mind and the brain*: «El poner atención importa. Importa no solo por el tamaño de la representación en el cerebro de tal o cual parte de la superficie del cuerpo, o este o aquel músculo. Importa por la estructura dinámica de los circuitos mismos del cerebro y por la habilidad del cerebro para rehacerse a sí mismo» (p. 224), Jeffrey M. Schwartz, y Sharon Begley – *The Mind & The Brain*, Neuroplasticity and the Power of Mental Force (HarperCollins, 2002).

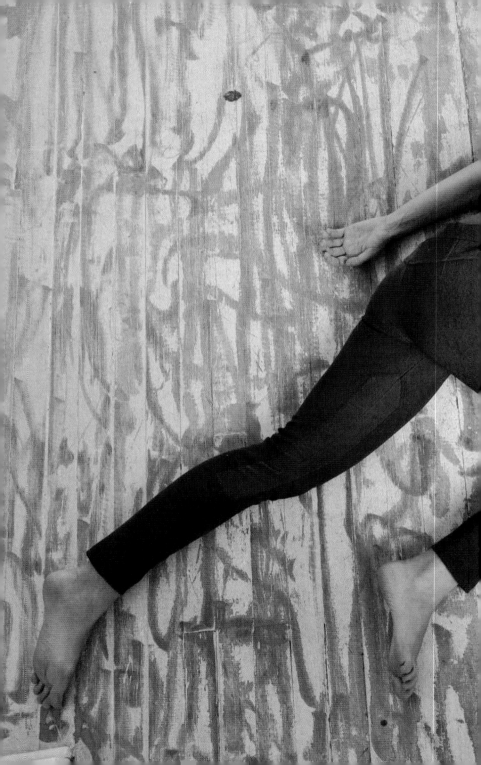

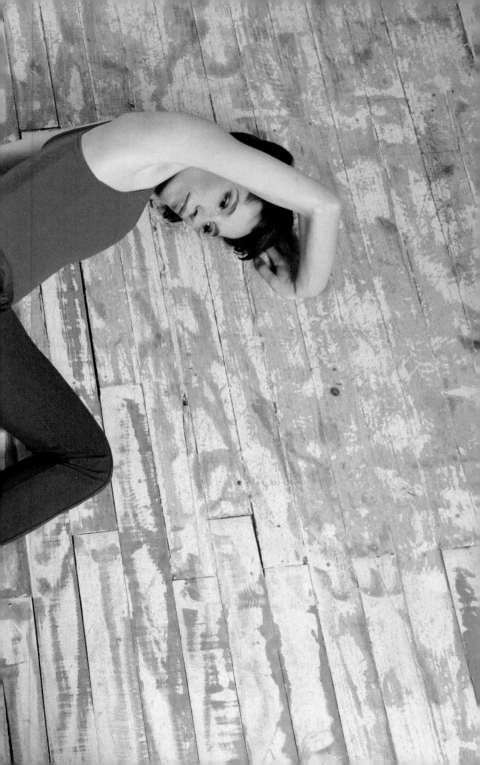

es que esos cambios que vas a sentir se dan en tu propio cerebro. Más adelante ahondaremos en cómo sucede esto. Además, el hecho de atender a tus sensaciones te devuelve al aquí y ahora y calma tu mente. Hoy por hoy sabemos del poder de la mente sobre el cuerpo, de cómo nuestros pensamientos y nuestras emociones afectan al cuerpo físico. El camino inverso también es cierto. A través del movimiento con conciencia puedes calmar tu mente y tus emociones. La atención ha sido una herramienta espiritual a lo largo de miles de años. Cuando unimos la atención con el movimiento, obtenemos un poder único: darnos cuenta de cómo hacemos todo lo que hacemos. Cuando eres capaz de ser consciente de cómo te mueves, puedes trasladar esa conciencia a toda actividad que realizas, y usarla para mejorar.

ESTAR EN TI ES ESTAR EN EL PRESENTE

La forma en que usamos nuestro cuerpo modela el cerebro y lo transforma. Pero si no nos damos cuenta de cómo nos encontramos, no podemos sacar lo mejor de nosotros mismos, y esa obra de arte que estamos modelando, en lugar de ser nuestra obra maestra, queda sin dirección.

¿Has notado cómo algunas personas nunca se dañan y otras siempre lo hacen? ¿Cómo hay algunos que a la menor molestia van al médico y se mantienen siempre sanos, y otros que no se escuchan hasta que la lesión o enfermedad está instalada?

Uno de los factores por los cuales determinadas personas se lastiman menos es que se sienten más a sí mismas y usan esa información para ajustarse.

Yo siempre he sido muy kinestésica, desde pequeña. Me encantaba moverme y lo que sentía mientras me movía.

Sentía tanto, a nivel sensorial y emocional, que llegó un punto en el que fue demasiado. Era demasiada información sentir cómo me afectaba cada evento externo; mis sensaciones y emociones me desbordaban.

No tenía herramientas, no había un espacio para manejar eso, así que lo que hice fue tratar de dejar de sentir. ¿Cómo? Muy fácil, ¡yéndome a la cabeza! Así, cuando sentía «demasiado», me inventaba historias mentales para distraerme y no sentir.

Fantaseaba acerca del futuro, acerca de posibles escenarios, me repetía escenas que ya había vivido, me reprochaba por haber actuado de tal modo y buscaba alternativas en mi cabeza. Todo ello me mantenía entretenida, sin prestar atención a lo que sentía.

Sin embargo, las sensaciones estaban allí, les prestara o no atención. Y al perderlas, al sacarlas de mi foco, no solo me perdía la valiosísima información que nos dan las sensaciones, también me perdía el momento presente. De esa manera me hice un esguince de tobillo (por hacer la clase de ballet pensando en otra cosa), iba como una autómata por la calle y me perdía la belleza que había a mi alrededor. Todo, para evitar estar en mí. Y al no estar en mí, no estaba en ninguna parte.

Recuerdo que fue en una de las primeras clases de Feldenkrais a las que asistí en la Escuela Multidisciplinaria de Arte Dramático[2] en Montevideo en donde tuve la primera revelación del poder del movimiento consciente. Ahí estaba

---

2. Esta escuela fue pionera en Latinoamérica al incluir el Método Feldenkrais en su currículo para actores, gracias a Claudia Béjar, quien llevó el Método Feldenkrais a Uruguay.

yo, como siempre, siguiendo la clase con un pedacito de mi cerebro, pero inmersa en mi diálogo interno. Y de repente, siguiendo las preguntas de atención que la profesora nos iba haciendo, lo que pasaba en mí misma, en mi cuerpo, empezó a ser tan interesante que el diálogo mental paró y mi atención se dirigió completamente a mis sensaciones.

Lo recuerdo como si fuera hoy, en el salón de ballet de cuando la escuela estaba arriba del emblemático teatro Solís. Estábamos acostados de lado y de pronto abrí los ojos y sin perder la profunda conexión conmigo misma empecé a notar el espacio a mi alrededor. El suelo de madera, las ventanas, todo se revelaba bello y diferente. Por primera vez en muchos años, estaba en mí y estaba en el espacio, presente, entera. Y de repente era feliz solo por estar en mi cuerpo.

Esa sensación es la que deseo para ti.

Tras ese momento de revelación, el estar presente en mí aparecía durante las clases, pero no sabía cómo mantenerlo en mi vida cotidiana. Así que descansaba y estaba presente durante la clase, pero luego volvía a la montaña rusa de pensamientos. Yo no entendía lo que sucedía, pero me daba cuenta de la diferencia. Creía que solo en la clase de Feldenkrais se podía conseguir ese estado.

Pero un día estaba parada esperando el autobús, agobiada por los pensamientos, y se me ocurrió hacer lo mismo que hacíamos en la clase: hacerme preguntas para sentir mi cuerpo. Y de repente, como por arte de magia, esa sensación de entereza apareció otra vez. Mi cuerpo podía traerme de regreso al momento presente, parar la cabeza, como decimos en Uruguay, y calmar las emociones.

Esta semana, sea cual sea tu caso, vas a aprender a traer tu atención a ti mismo de una manera segura, amorosa y divertida. Y no solo durante los ejercicios que te propongo, sino que vas a poder usar esas herramientas en cualquier momento del día.

Muy importante

Rav Áshlag, uno de los grandes sabios de la kabala, escribió una vez: «Ninguna de nuestras limitaciones nos hace ser menos».

Cuando empiezas a expandir tu conciencia de este modo, vas a empezar a percibir y valorar todos tus dones. Y también va a aparecer aquello que no funciona tan bien o que no te gusta tanto. Esto es parte fundamental del proceso. Reconocerlo y reconocerte en ello es lo que te va a permitir transformarte. Como te dije antes, una vez que miras tus patrones, ya no eres esos patrones.

Así que cuando encuentres algo que tal vez no te guste mucho, es el momento de amarte aún más, de respetar cómo estás, porque eso te trajo hasta aquí. No luches contigo mismo, observa y respeta. Con este libro vas a ver cambios increíbles, siempre y cuando no los busques.

Suena raro, ¿no? Pero es así. En el momento en que quieres cambiar con demasiada presión, tu cuerpo no va a responder. Si quieres cambiar porque consideras que no eres lo suficientemente bueno en este momento, ese deseo establece una lucha contigo mismo. Y desde ese lugar de guerra interna no puedes prosperar.

Sin embargo, una vez que te has reconocido, si observas y sigues la guía de este libro, vas a establecer un contexto en el cual tu organismo y tú mismo pueden florecer de manera espontánea. Cada uno de ustedes, lectores, va a obtener un resultado diferente. El resultado exacto que necesitan. Porque estos ejercicios no son para «arreglarte» o «curarte». Son para que aprendas una manera de estar y comunicarte contigo mismo para que te sientas como te quieres sentir, pero no impuesto desde fuera, sino que nazca de dentro. Tu organismo sabe cómo autorregularse; solamente tienes que aprender a acceder a esa espontaneidad consciente. Para ello, la calidad de tu atención es fundamental. No es solamente enfocarte en ti mismo y tu cuerpo, sino en cómo lo haces. Si lo haces juzgándote o castigándote, el efecto va a ser más nocivo que beneficioso. Te invito a que lo hagas como un niño cuando explora: con curiosidad, alegría, sin expectativas, tomando lo que aparezca.

En este capítulo vas a aprender a darte cuenta de que tú no eres tus hábitos ni estás en guerra con ellos, sino que no son más que maneras de conducirte.

INSPIRACIÓN REAL: EL CASO DE LAURA

Laura es una importante catedrática de una facultad de psicología. Es investigadora, trabaja mucho, está casada y tiene dos hijas. Se despertaba cada día con grandes dolores de cabeza que le duraban buena parte de la mañana. Sentía que no descansaba por las noches y no podía concentrarse en las primeras horas del día. El dolor teñía toda su vida. Había pasado por varios meses de exhaustivos estudios médicos y neurológicos. Por más que buscaron, los doctores no encontraron ninguna causa para su dolor. Le dijeron que no tenía nada, y que si le dolía la única solución era tomar unos fuertes calmantes. Así llegó a mí, buscando alguna otra alternativa. Empecé a trabajar con Laura con mucho cuidado y curiosidad. ¿Cómo hacía para tener esos dolores de cabeza? Inmediatamente noté lo tensa que tenía la mandíbula y la pelvis. Le pregunté si apretaba la mandíbula mientras dormía y me dijo que sí, que dormía con un dispositivo para evitar apretar los dientes durante la noche. A lo largo de una serie de cuatro sesiones trabajamos acerca de cómo soltar la mandíbula, armonizando el tono muscular de la cara y el cuello. A la vez, aprendió a mover la pelvis y suavizar todos los músculos de esa región, que tiene una relación directa con la mandíbula. Tras la primera sesión, Laura ya no tuvo dolor de cabeza; poco a poco fue haciéndose más consciente de cómo el uso de su mandíbula y su pelvis era lo que la estaba afectando y pudo sustituirlo por una manera más sana e inteligente de manejarse a sí misma. De ese modo, eliminó para siempre el patrón con el cual se provocaba los dolores de cabeza.

Poner atención en sí misma e identificar qué hacía ella para generarse ese dolor fue lo que le permitió a Laura superarlo. Una vez que, gracias a la atención, descubres cómo haces lo que haces, empiezas a identificar qué es sano para ti y qué no.

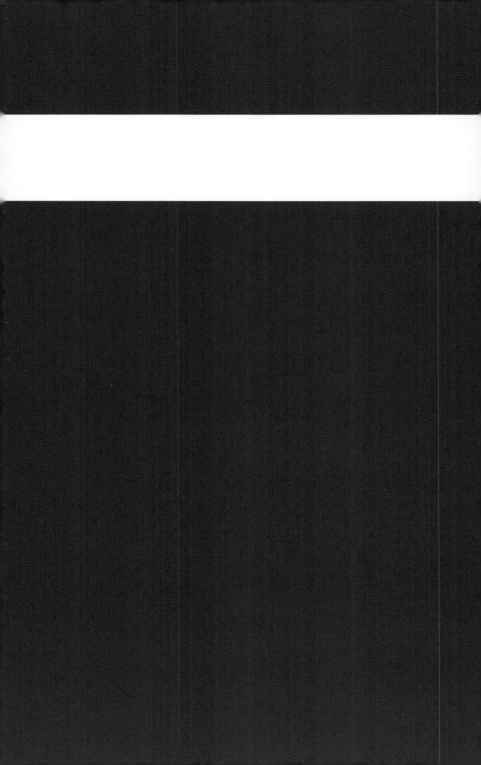

Día 1

Define cómo te
quieres sentir

Muchas veces creamos metas para nosotros mismos. En ellas incluimos qué queremos hacer, tener, incluso cuánto queremos ganar. Sabemos que eso funciona, y que tener claridad, definir y escribir nuestras metas nos ayuda a alcanzarlo. En este primer día, quiero que escribas tus metas para estas cuatro semanas. Pero vamos a abordar estas metas desde un lugar diferente. Este no es un programa de ejercicios de vientre plano en tantos días o de perder tantos kilos, pero tenemos metas.

Metas de sensaciones: ¿cómo te quieres sentir en ti mismo?

Creo que esa es una de las preguntas más importantes que podemos hacernos. Esta pregunta, cómo te quieres sentir, qué emociones quieres experimentar más en tu vida, la plantea Danielle Laporte en su libro *Desire Map*, que te recomiendo. Su planteamiento es muy interesante. Ella asegura que buscamos tener o hacer cosas para poder sentirnos de determinada manera. Así que la meta profunda no es en sí mismo terminar la carrera, comprar una casa o hacer ese viaje. La meta es cómo todo ello nos hace sentir. El trabajo de Danielle es con los sentimientos, pero yo te voy a proponer algo diferente: definir qué sensaciones quieres tener en tu cuerpo.

Trasladando esto al plano corporal, si sabes cómo te quieres sentir, además de cómo te quieres ver (o en general qué quieres tener o hacer), eso te ayuda a construir los pasos hacia tus metas con gozo. Enfocándote en cómo te quieres sentir disfrutas cada paso del proceso, y esto es fundamental en el proceso de reaprender a dejarte guiar por tus sensaciones para recuperar tu autoridad externa.

Este concepto quedó muy claro para mí cuando estaba enseñando mi taller «Flexibilidad fácil». Lo creé después de ver cómo las personas batallaban con métodos agresivos para tener flexibilidad. Así que diseñé un taller basado en estrategias para alcanzar nuestra máxima flexibilidad respetando nuestra estructura y, lo más importante, no peleando con nosotros mismos sino sintiéndonos bien.

A ese taller llegan personas de todas las condiciones, profesiones, etc. Cuando lo creé, pensé en hacerlo solo para bailarines y deportistas, pero lo abrí porque diferentes personas de todas las profesiones estaban interesadas en ser más flexibles. Y ahí me di de cuenta que más que la meta de lograr cierto movimiento o postura efectiva (que conseguían con el taller), estaba el deseo de habitar sus cuerpos sintiéndose de cierta manera que los satisficiera a sí mismos. Cuando esa sensación existe, poder o no realizar cierto movimiento pasa a segundo plano. Como te conté antes, cuando empecé este trabajo quería sentirme de determinada forma, y acceder a esa sensación lo cambio todo en mi vida.

Algunas de las sensaciones que las personas buscan son fluidez, ligereza, poder, liviandad, eficiencia, apertura... Para mí, era libertad y estar entera.

Así que empecé a trabajar sobre las sensaciones para lograr más flexibilidad, y a partir de entonces las estrategias del taller fueron mucho más eficientes. Descubrí que poniendo el foco en cómo nos queremos sentir, la meta corporal se alcanza más rápida y gozosamente. Y si no se alcanza (por ejemplo, porque la estructura ósea individual en realidad no lo permite), ya no importa, porque en realidad lo que se desea es la sensación.

¿Cuántas veces buscaste algo que te dijeron que era bueno para ti y al lograrlo no sentiste lo que esperabas? Si eres capaz de generar sensaciones en ti mismo, eres mucho más pleno, y tienes mayor guía interior.

Las sensaciones son tan importantes porque nos generan una calidad de movimiento. Y esa calidad de movimiento va a influir en la organización de nuestro sistema nervioso y en todo lo que hacemos en nuestra vida.

Recuerda que te mueves para todo lo que haces, así que si logras cierta calidad (definida por ti para satisfacerte a ti mismo), esto va a tener una influencia en todas las áreas de tu vida.

Así que en este primer día, vas a definir cómo te quieres sentir durante y después de estas cuatro semanas juntos.

Si estas leyendo este libro, tienes una meta principal: sentirte feliz en ti. Pero antes necesitas definir exactamente lo que eso significa para ti.

Cierra un momento los ojos y piensa: «¿Cómo me gustaría sentirme en mí mismo? ¿Cómo quisiera sentirme al estar en mí? ¿Cómo me quisiera sentir mientras me habito conscientemente?».

Permanece con los ojos cerrados hasta que emerja la respuesta desde tu ser. No establezcas metas estereotipadas como «estar más delgada» o «reducir la barriga». Permítete conectar con lo que verdaderamente quieres. No pongas tus metas fuera; define tus metas desde dentro, es decir, desde las sensaciones.

Deja que las respuestas a estas preguntas sean lo más concretas posible. No digas cosas como «quiero sentirme bien» o «deseo que todo se arregle».

Define con precisión algo que puedas identificar en tu cuerpo. Por ejemplo:

- Fluidez
- Ligereza
- Conexión
- Estabilidad
- Longitud

No uses palabras como «velocidad», «bienestar» o «plenitud». Realmente identifica sensaciones concretas. Ahora, toma tu diario y anota tus metas de sensación, todas las que se te ocurran. Usa como diario una pequeña libreta que puedas llevar contigo. Varias veces a lo largo del día, toma la libreta y lee lo que anotaste.

De todas esas metas, elige cuatro. Con esas cuatro vamos a trabajar, tomando una cada semana.

A lo largo de estas cuatro semanas, vas a practicar el sentirte como quieres sentirte. Así que, por ejemplo, si deseas sentir las caderas ligeras, al realizar los ejercicios vas a hacerlo de tal modo que evoques esa sensación.

Si tu meta es sentirte fluido cuando te mueves y en tu práctica te sientes rígido, busca una manera de hacerla para suavizar la sensación.

De esta manera vas a acostumbrar a tu cerebro a buscar cierta calidad cuando te mueves que te lleve a sentirte como tú quieres, a habitar tu cuerpo de la manera que deseas.

Una vez que instalas ese patrón de sensación, lo empiezas a buscar inconscientemente, ajustando todo lo que no le corresponda.

Ten esta lista a mano y revísala antes de realizar cada uno de los ejercicios para que la tengas presente.

Saber cómo te quieres sentir en tu cuerpo no es trivial, sino que puede influir en toda tu vivencia. Como dice Capra:[3] «La mayoría de los estados mentales parecen estar bajo el influjo de una sensación predeterminada que tiñe toda la experiencia». Así, tus sensaciones pueden cambiar tus pensamientos y también tus movimientos. Tienen la posibilidad de transformar toda tu experiencia.

Te pido que compartas tus metas con la comunidad a través de nuestras redes sociales http://www.facebook.com/kaufmanlea y @LeaFelden con el hashtag #ApoderateDeTuCuerpo. El apoyo de los demás es fundamental para mantenernos enfocados camino a nuestras metas.

---

3. *La trama de la vida*, Fritjof Capra. Anagrama, 2000. pag 301.

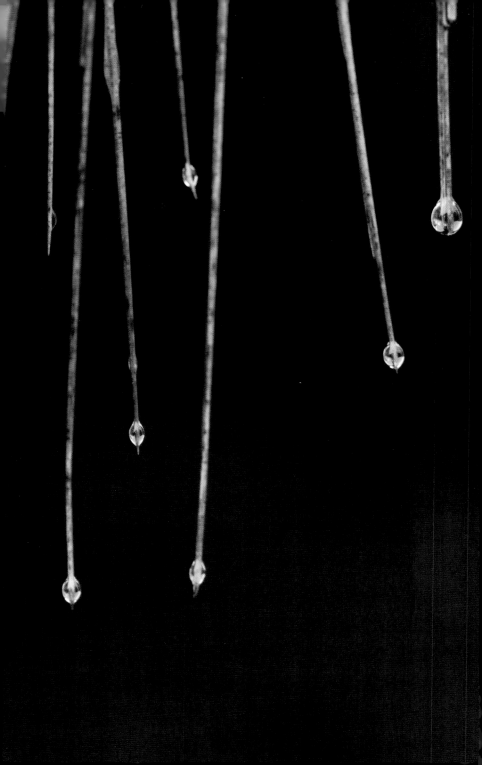

Día 2

Escaneo

P ara reconocerte a ti mismo, el ejercicio básico es el escaneo. En él, te vas haciendo preguntas a ti mismo para traer la atención y el interés a tu cuerpo. Puedes hacerlo en cualquier posición. Las preguntas son importantísimas. No por la respuesta en sí misma que puedas dar, sino porque guían, dirigen nuestra atención. Además, nos mantienen curiosos e interesados en nosotros mismos. Para este ejercicio vas a necesitar una alarma. Prográmala tres veces al día, una vez por la mañana, una vez por la tarde y una vez por la noche. Cada vez que suene la alarma, vas a parar lo que estés haciendo, sea lo que sea, y vas a dedicar un minuto a hacer el escaneo.

Cuando suene la alarma, no modifiques para nada como estás. Simplemente cierra los ojos y contéstate estas preguntas:

- *¿Tengo los dos pies apoyados en el suelo? ¿En qué pie me apoyo más? ¿Puedo distinguir diferencias entre un pie y otro? ¿Puedo nombrar al menos una de esas diferencias?*
- *¿Cómo está la pelvis? ¿Siento igual el peso en un lado y otro de la pelvis? ¿Tengo la pelvis girada? ¿La tengo más hacia el frente o más hacia atrás?*

- ¿Cómo siento la cintura? ¿Muy arqueada o, al revés, muy hacia atrás?
- ¿Cómo tengo la parte alta de la espalda? ¿Qué forma adopta?
- ¿Dónde está el hombro derecho y dónde el izquierdo? ¿Hay un hombro más arriba que el otro?
- ¿Cómo tengo la cabeza? ¿Está girada? ¿Inclinada?
- ¿Cómo respiro en este momento?
- ¿Cómo están las manos?

Y agrega las preguntas que tú quieras, guiando así la atención a ti mismo.

Humberto Maturana[4] dice que una de nuestras características como seres humanos es que somos capaces de hacer preguntas. Nos preguntamos por nosotros mismos, por lo que hacemos, por lo que conocemos. Preguntar es una de las características de lo humano. Y en sí mismo ya es muy poderoso.

Por eso, en este punto, no vas a modificar nada, sino solo reconocer sin juicio cómo estás. Refrena el deseo de «corregirte». Solamente quédate contigo mirando cómo estás en cada momento, y distingue cómo ese estar no es fijo, sino mutable.

---

4. Humberto Maturana es un filósofo y biólogo chileno, cuyos aportes a la ciencia han revolucionado la manera en que entendemos a los seres vivos. Tuve la oportunidad de estudiar con él un curso en Santiago de Chile, y sus ideas han influido mucho en mi propio trabajo, así que lo encontrarás citado frecuentemente en este libro. Si te interesa saber más sobre Maturana, te recomiendo uno de sus libros clásicos, *El árbol del conocimiento*, que escribió en coautoría con Francisco Varela.

Anota en tu diario lo que encuentras

Proponte distinguir cada vez más y más, conviértete en un experto en ti mismo.

Repite este ejercicio todos los días a lo largo de las cuatro semanas, hasta que cada vez sea más y más fácil sentirte a ti mismo.

Puedes encontrar en la página web privada de este libro un vídeo con un ejemplo del escaneo.

Anota en tu diario lo que encontraste y compártelo en Facebook o Twitter usando el *hashtag* #ApoderateDeTuCuerpo.

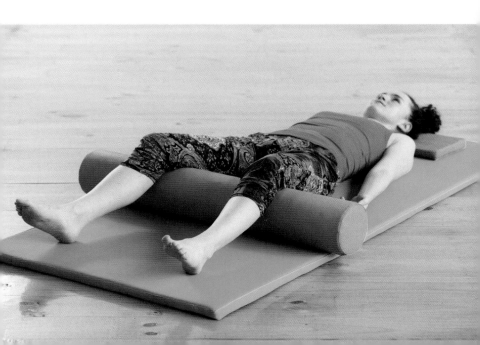

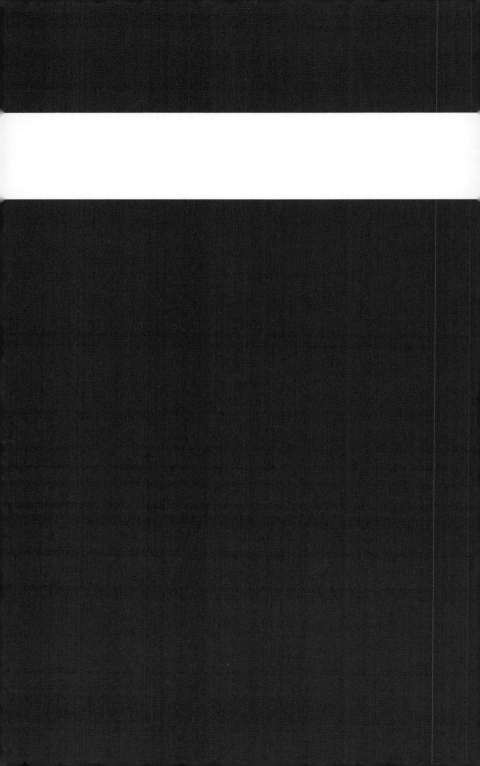

Día 3

Date cuenta de cómo respiras

Respiramos más de veinte mil veces al día. El acto de respirar nos mantiene vivos, nos nutre y nos energiza. Nacemos y lo primero que hacemos es respirar, y lo último antes de morir. Podemos definir nuestra vida como una sucesión de inhalaciones y exhalaciones.

Si mejoramos la respiración, que está debajo de todo lo que hacemos con su continuo pulso, mejoramos todo nuestro ser.

Y claro que para mejorarla, primero debemos prestarle atención, para reconocer cómo realizamos este acto tan básico y repetitivo.

Para llevar a cabo esta práctica, necesitas un lugar tranquilo donde nadie te interrumpa y una colchoneta. Mientras permaneces inmerso en ella, recuerda cómo te quieres sentir, y haz los movimientos de tal modo que evoques esa sensación.

Acuéstate boca arriba con las piernas alargadas. Empieza a traer la atención a ti mismo. ¿Qué es lo primero que resalta? ¿A dónde va tu mente cuando quieres saber cómo estás? ¿Qué llama tu atención? Percibe cómo estás acostado. ¿Qué partes de ti mismo tocan con firmeza el suelo? ¿Qué partes lo tocan suavemente? ¿En dónde hay un espacio entre tú y el suelo? Nota cómo es el contacto de tu cabeza con el suelo. ¿En qué punto te apoyas? Siente cómo se soporta la parte alta de la espalda en el suelo. ¿Es una superficie amplia de contacto o solo te apoyas en un punto? ¿Cómo está la pelvis? ¿Tienes más peso en un lado que en el otro?

¿Cuál es la sensación que tienes en el pecho?

Atiende a tu respiración.

¿Dónde sientes tu respiración? ¿Qué partes de ti participan?

¿Cómo participa el pecho? ¿Y el abdomen? ¿Se incluye de alguna manera la espalda?

Toma aire por la nariz y sácalo por la boca. Presta atención a cómo entra el aire por la nariz.

Ahora, descubre cuánto tiempo te lleva inhalar. Cuenta varias inhalaciones, hasta que tengas un promedio. Haz una nota mental de ese número.

Haz lo mismo al exhalar. Toma nota de en cuánto tiempo exhalas.

Recuerda estos dos números, ya que vamos a regresar a ellos en un rato.

Siente la entrada del aire por tus fosas nasales. Observa cómo entra el aire por una y por la otra.

¿Hay una parte que toma más aire que la otra? Ahora, tapa con un dedo la parte de la nariz por la que entra menos aire. (Si no sabes cuál es, elige una; seguramente es iesa!)

Inhala únicamente por la fosa nasal destapada y exhala por la boca. ¿Cómo es esto? ¿Sientes que tomas menos aire que antes, o es la misma cantidad? Observa todas las diferencias que esto puede provocar. Cambia, tapa la otra fosa nasal y respira con esa por la que sentías que no entraba tanto aire. ¿Cuál es la sensación?

Para y descansa. ¿Cómo respiras ahora? ¿Ha cambiado algo la manera en la que estás acostado en el suelo? Empieza a inhalar de manera fragmentada. Es decir, toma un poco de aire, para, toma otro poco, para y así hasta que sientas que ya llenaste los pulmones completamente. Y entonces, inhala un poco más y exhala completamente de una sola vez.

Repite este proceso varias veces. Y descansa.

Vuelve a tapar un lado de la nariz, el que quieras, e inhala de manera fragmentada solamente por ese lado. Cuando creas que ya no puedes tomar más aire, toma un poco más. Y exhala completamente.

Repite varias veces y haz una pausa.

Haz lo mismo tapando la otra fosa nasal.

Repite varias veces y descansa.

Inhala y exhala sin hacer nada especial. ¿Cómo es ahora? ¿Cómo sientes el pecho?

Esta vez exhala de manera fragmentada. Toma aire por la nariz, y sácalo por la nariz también. Exhalas un poco y paras, exhalas otro poco y te detienes. Así hasta que sientas que ya no hay más aire que expulsar. Y entonces espira un poco más.

Repite varias veces y descansa.

Haz lo mismo tapando la otra fosa nasal.

Inhala y exhala sin ninguna intención. ¿Qué sientes ahora? ¿Cambió la manera en la que tocas el suelo? Toma aire, déjalo dentro de ti, y luego exhala. Haz esto varias veces y observa cómo te sientes reteniendo el aire dentro de ti entre la inhalación y la exhalación.

Descansa.

¿Cuál de estas tres maneras de cortar la respiración te resulta más familiar? ¿Qué sientes que haces habitualmente, cortar la inhalación o la exhalación? ¿O tal vez te quedas con el aire dentro? Todos tenemos una manera preferida, que es nuestro patrón, nuestra costumbre. Reconócela ahora.

Cuanto menos respiremos, menos nos oxigenamos, menos nos nutrimos y menos sentimos. Una vez que identificas de qué manera detienes la respiración y cómo evitas tu respiración plena, puedes modificarlo. De hecho, lo acabas de hacer. Inhala por la nariz y cuenta cuánto tiempo necesitas. ¿Cómo es con respecto al inicio?

Probablemente el número es mucho mayor.

Ahora cuenta el tiempo que te lleva exhalar y compáralo con el inicio. ¿Cambió esto también?

De nuevo, siente simplemente estando ahí boca arriba. Simplemente siendo tú, respirando.

¿Cómo estás en ti mismo ahora? ¿Cómo contacta la espalda con el suelo? ¿Cómo sientes el pecho? ¿Y el abdomen? Nota tus sensaciones, siente tus pensamientos, escucha tus emociones. ¿Cómo estás ahora? Lentamente ponte de pie, y siente cómo es estar sobre tus pies en este momento. ¿Cómo respiras al estar parado? Camina un poco y siente todos los efectos de este juego con el aire en ti mismo.

Durante el día de hoy, atiende a tu respiración. Observa si te descubres a ti mismo cortando tu respiración, y de qué manera. Si eso sucede, solo ríete y sigue respirando.

Anota en tu diario todas las observaciones después de terminar la práctica. Anota cómo te sientes, para que tengas una referencia a la cual volver acerca de los efectos que tuvo en ti.

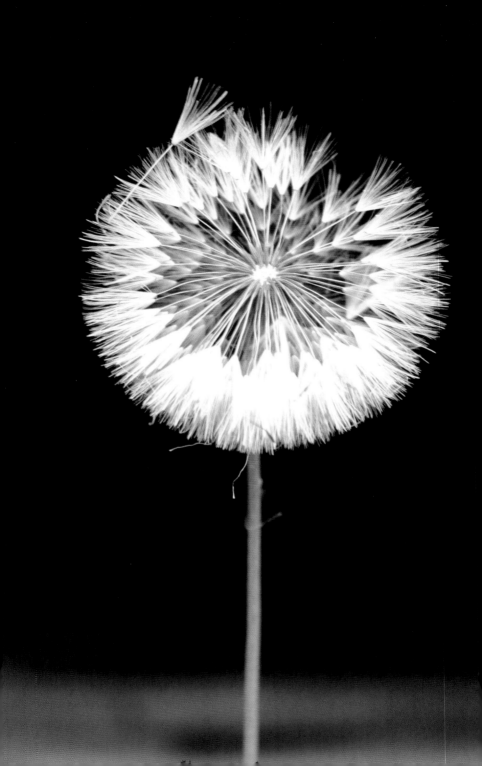

Expande
tu respiración

L a respiración está profundamente ligada a nuestra capacidad de sentir. Si algo te duele o te molesta, una de las primeras cosas que hacemos es dejar de respirar. Pero cuidado, esto no siempre es negativo. También si algo no está bien para nosotros, si estamos incómodos con una postura, actividad, persona o situación, la respiración se va a ver afectada. Y eso es una señal para saber que algo no va bien en nosotros y hay que ajustarlo. Por eso estar conectado con tu respiración es tan valioso.

Ayer aprendiste cuál es tu manera favorita de cortar la respiración (y también cómo ampliarla). Hoy vas a usar ese conocimiento.

Pon la alarma del reloj cada hora con un recordatorio que diga:

Respiro libremente.

Observa lo que hace en ti recibir este mensaje cada hora. Una vez por la mañana, una por la tarde y una por la noche repite la práctica del día 3 pero en contextos más habituales: en la oficina, sentado en casa, en el autobús, etc. No necesitas acostarte en el suelo, puedes hacerlo en cualquier posición, y nadie se tiene que dar cuenta.

Nota si puedes empezar a llevar esta conciencia de tu respiración a tu vida cotidiana, y estar presente con ella, contigo y con el ambiente a la vez, y te descubres cortando la respiración, puedes hacer algunas inhalaciones y exhalaciones fragmentadas, para mejorar sin contradecirte.

Anota en tu diario lo que has encontrado.

La idea es entrenarte para sentir tu respiración y mantenerla profunda en cualquier actividad que estés realizando.

Al final del día, cuéntanos en las redes sociales cómo te ha ido.

Día 5

Tu peso.
Tu relación con
la gravedad

PRIMERA SEMANA

V ivimos en el planeta Tierra. Esto nos obliga a todos a hacer una cosa: bailar con la fuerza de gravedad, esa fuerza que está todo el tiempo presente y que nos empuja hacia el centro de la Tierra. La gravedad es fundamental para la vida aquí; sin ir más lejos, sin ella saldríamos disparados del planeta, pero también supone un reto enorme para la postura erguida, ya que para lograrla, nos oponemos a la gravedad.

Cuando, por ejemplo, vemos a una persona mayor encorvada, podemos ver la fuerza de gravedad empujándola hacia el suelo. De alguna manera, esa persona se ha hecho enemiga de la fuerza de gravedad, y esta la ha vencido.

Sin embargo, aunque ciertamente nos mantiene anclados a la tierra, la gravedad a la vez nos impulsa hacia arriba, fortalece nuestros huesos y nos hace humanos.

Decía Moshe Feldenkrais que su método estaba concebido para hacer las paces con la fuerza de gravedad, así que lo que vamos a practicar hoy es traer a la conciencia cómo nos vinculamos con ella. Y esto lo hacemos sintiendo nuestro peso. Somos capaces de sentir nuestro peso porque estamos en el campo gravitatorio de la Tierra. Cuando percibimos el peso nos damos cuenta de cómo estamos organizados. ¿Sientes que te cargas a ti mismo en alguna zona? Algunas personas parecería que se cargan en la mandíbula, el cuello, la cintura o los hombros. Además, sentir nuestro peso nos ayuda a ubicarnos en el mundo. Nos permite reconocernos individualmente y en relación con nuestro entorno.

Así que hoy vamos a poner atención en tu peso, para hacerte más amigo de la fuerza de gravedad y usarla a tu favor. Para esta práctica necesitas nuevamente tu colchoneta (trata de que no sea demasiado blanda) en un lugar tranquilo, donde nadie te vaya a interrumpir. En la página web de este libro encontrarás un audio de una versión de esta clase.

Antes de empezar, saca tu diario y lee la primera sensación que anotaste en tu lista. Vas a realizar esta práctica de tal modo que puedas evocar esa sensación. Durante esta sesión tu trabajo es moverte de tal forma que te sientas como tú quieras sentirte, más allá de los movimientos que estés llevando a cabo.

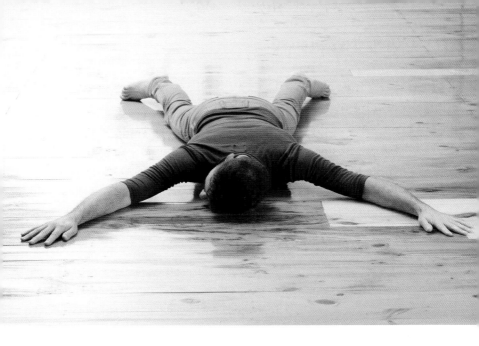

Acuéstate boca arriba y dedica un momento a regresar a ti mismo. Empieza a traer la atención a ti, a cómo estás hoy siendo tú acostado en el suelo boca arriba, sin hacer nada, solo siendo tú.
Siente el contacto de la espalda con el suelo. Observa la longitud de tus brazos, la longitud de tus piernas, la longitud de tu columna.

Acuéstate boca abajo, con la cabeza mirando a la derecha, las piernas separadas y los brazos alargados a los lados de la cabeza, como formando una X con los brazos y las piernas. Que los codos estén tocando el suelo.

En esa posición, levanta el brazo derecho y bájalo. Levanta todo el brazo, desde el hombro. El codo, la muñeca, los dedos, todo se levanta. ¿Cómo lo haces? ¿Desde dónde lo haces?

Descansa.

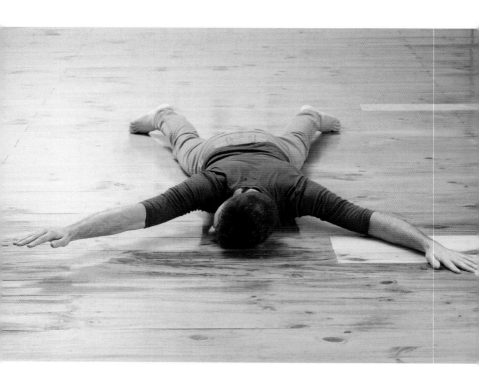

Levanta la pierna izquierda, así como está en el suelo. Levanta toda la pierna, desde la cadera: el muslo, la rodilla, el pie, todo. Y la bajas. No permanezcas con la pierna arriba, la subes y la bajas varias veces, observando desde dónde lo haces. ¿Qué sucede en el resto de ti mientras levantas la pierna? Date cuenta de que cuando levantas, vas en contra de la gravedad.

Descansa.

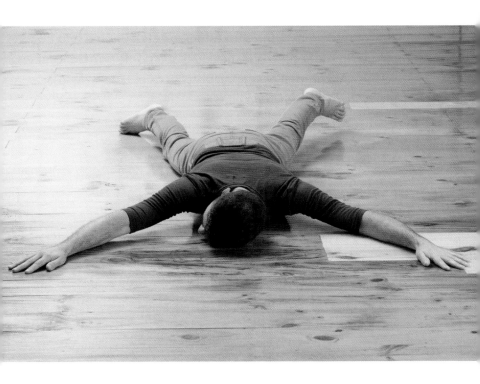

Esta vez levanta el brazo y, al mismo tiempo, la pierna. Los dos a la vez. Los levantas y los bajas. ¿Qué hace tu cabeza?

Descansa boca arriba. ¿Cómo es ahora el contacto con el suelo? Compara cómo sientes un brazo y otro. Una pierna y otra.

Regresa boca abajo a la misma posición. Presiona la muñeca derecha contra el suelo y suéltala. Asegúrate de que presionas solamente la muñeca. El resto de ti queda inmóvil. Presionas y sueltas varias veces. ¿Dónde más sientes un esfuerzo? ¿Puedes hacerlo solo en la muñeca, o hay más de ti que participa? Date cuenta de cómo al presionar, amplificas el efecto de la gravedad, vas a favor de ella.

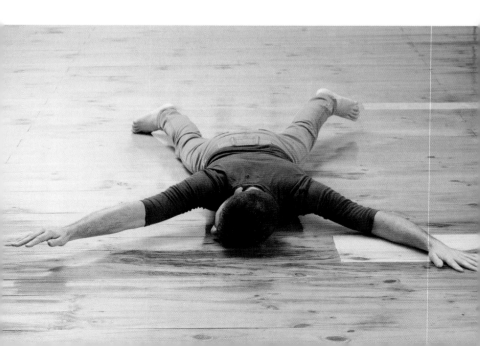

Descansa un momento boca abajo. Ahora presiona y suelta el codo derecho. ¿Cómo se siente presionar el codo? ¿Dónde más en ti sientes que trabajas? ¿Puedes dejar que el codo simplemente se hunda amplificando la fuerza de gravedad? Descansa boca abajo.

Presiona y suelta el hombro derecho. No importa si toca o no el suelo, lo llevas en esa dirección y regresas al centro. ¿Cómo sucede en ti este movimiento? ¿Puedes hacerlo más y más preciso? Recuerda moverte de una manera en la que te sientas como tú te quieres sentir. Descansa.

Presiona y suelta una vez la muñeca, luego el codo y finalmente el hombro. Presiona y suelta el hombro, después el codo y al final la muñeca. ¿En qué es diferente presionar cada uno? Ve presionando y soltando del hombro a la muñeca y de la muñeca al hombro varias veces.

Descansa boca arriba. ¿Dónde está el hombro derecho? ¿Y el izquierdo? ¿Cómo sientes un lado y otro del pecho? ¿De la espalda? Escucha cómo respiras ahora. Vuelve a acostarte boca abajo con la cara a la derecha y los brazos y piernas en X. Presiona el pie izquierdo y suéltalo. Varias veces, sintiendo cómo lo haces. ¿Qué pasa cuando sueltas, y no tienes intención alguna? ¿Puedes distinguir entre presionar, soltar y levantar como tres maneras de relacionarte con la fuerza de gravedad? Si no sientes ninguna molestia en la rodilla, ahora presiona la rodilla izquierda y suéltala. Si tienes molestias en la rodilla, solo imagínalo. ¿Qué sucede en la cadera de ese lado? ¿En la cintura? Descansa.

Presiona y suelta la cadera izquierda contra el suelo. ¿Hace algo el resto de la pelvis? ¿Cambia el contacto del pecho con el suelo? Descansa.

Presiona el pie y suelta, la rodilla y suelta, la cadera y suelta, y regresa presionando y soltando. Ve así varias veces de la cadera al pie y del pie a la cadera, empujando y soltando en cada parte. Descansa boca abajo.

En la misma posición, presiona la cadera izquierda y suelta. ¿Cómo te sientes ahora? Presiona las costillas del lado izquierdo contra el suelo y suelta. ¿Cómo te organizas para hacer esto? Presiona el esternón contra el suelo y deja de presionar. ¿Con qué claridad notas el esternón al presionar y soltar? Presiona el hombro derecho contra el suelo y suéltalo. ¿Cómo se siente este movimiento al hacerlo nuevamente? ¿Qué es diferente?

Presiona y suelta un vez el hombro derecho, una vez el esternón, una vez las costillas del lado izquierdo y por último la cadera izquierda. Y vas y vienes varias veces presionando y soltando de la cadera al hombro y del hombro a la cadera. ¿Cómo es presionar y cómo es soltar? Descansa boca arriba. ¿Que sensación tienes ahora en el pecho? ¿Cómo respiras?

Una vez más ponte boca abajo, con la cabeza a la derecha y los brazos y piernas en X.

Presiona y suelta cada punto desde el pie izquierdo hasta la mano derecha: el pie izquierdo, la rodilla izquierda, la cadera izquierda, las costillas del lado izquierdo, el esternón, el hombro derecho, el codo derecho, la muñeca derecha, y de regreso. Hazlo varias veces. Ve sintiendo cómo es presionar y soltar en cada punto. Observa atentamente la diferencia entre estos dos sucesos, y distingue cómo se dan en cada punto de ti.

Descansa boca abajo. Levanta el brazo derecho y bájalo, todo el brazo, una o dos veces. ¿Cómo es? Levanta la pierna izquierda y bájala. ¿Cómo es? ¿Más fácil? ¿Más ligero? ¿Cómo participas tú ahora en el movimiento? Levanta el brazo y la pierna a la misma vez. ¿Cómo es regresar ahora a este movimiento? ¿Presionar contra el suelo hizo que ahora levantar fuese más fácil?

Vuelve a levantar el brazo derecho, observando qué parte de ti presiona el suelo para que puedas levantarlo. Nota cómo, para levantar, tienes que presionar. Cómo puedes así empezar a usar la gravedad para ir contra ella. Cómo puedes empezar a bailar con ella.

Levanta la pierna izquierda y también aquí lleva tu atención a las partes de ti que presionan hacia la Tierra. ¿Son partes diferentes? ¿Cómo es ese baile ahora? Por último, levanta el brazo y la pierna al mismo tiempo. ¿Con qué parte de ti presionas ahora el suelo? Piensa en empezar el movimiento presionando con esa parte. ¿Ayuda esto a levantar más fácilmente? Deja todo y acuéstate boca arriba.

Siente de qué manera estás acostado en el suelo ahora. ¿Cambió cómo se apoya tu peso? Siente el largo de un brazo y otro, el largo de una pierna y otra, el largo de tu columna. ¿Cómo respiras ahora? Lentamente ponte de pie. Sin cambiar nada, date cuenta de cómo te paras ahora. ¿Cómo está el peso sobre tus pies? ¿Cambió la manera en la que sostienes tu propio peso?

Lleva un registro en tu diario de cómo te sentiste. Recuerda no escribir durante la sesión, sino al final.

Tus tres
dimensiones

Tú no eres plano. Eres un ser que ocupa un espacio en el espacio. Y es importante que te concibas como tal. Eso vas a hacer ahora. Hoy realiza la práctica la mañana para que puedas luego recordarla todo el día a través de tu alarma.

Acuéstate boca arriba, por favor. Siente toda tu longitud. Nota tu longitud por delante y tu longitud por detrás. ¿Dónde te sientes alto y dónde te sientes bajo? Ahora atiende a tu anchura. Siente la distancia de un hombro al otro. Y de una cadera a la otra. ¿Cuánto volumen percibes dentro de ti? ¿Dónde sientes espacios internos? ¿Qué espacio hay entre el esternón y las vértebras dorsales? ¿Cuánto espacio tienes en la boca? ¿Qué distancia hay del ombligo a la cintura? Dobla las rodillas y coloca las plantas de los pies en el suelo. Toma aire e infla el abdomen. ¿Cómo es? Hazlo muchas veces, sin forzar y sin cansarte.

Mientras lo haces, date cuenta de en qué dirección expandes el abdomen. ¿Expandes más el lado derecho o el lado izquierdo?

Expande algunas veces solo el lado derecho (por supuesto que el izquierdo también se expande pero tu atención está en el derecho).

Ahora el izquierdo varias veces.
Vuelve a expandir ambos lados a la vez. ¿Cómo es ahora?
Sigue inhalando y expandiendo el abdomen. Siente qué ocurre en la cintura. ¿Se acerca o se aleja del suelo cuando expandes el abdomen? Si piensas en tu abdomen como un globo que se infla en el momento en que tomas aire, este se infla en todas direcciones. Así que al expandir el abdomen, lleva el ombligo hacia el techo y la cintura hacia el suelo.
Sigue expandiendo el abdomen y piensa en que se infla en las cuatro direcciones.
Deja todo y descansa.

Ahora, toma aire y expande el pecho. Piensa en llenarlo de aire, en inflarlo en todas direcciones. ¿En qué dirección se expande más fácilmente?
Descansa.

Atiende al espacio que hay en el interior de tu boca. Empieza a recorrer ese espacio con la lengua. Recorre el paladar, las mejillas por dentro, la parte inferior de la boca, los dientes. ¿Cuánto espacio hay dentro de tu boca?

Con cada inhalación, imagina que ese espacio se agranda. Que el paladar sube y se expande, y que la parte inferior de la boca baja. Que el espacio entre las mejillas crece. Luego exhala y deja que todo regrese a su lugar. Sigue inhalando y acrecentando el espacio dentro de tu boca, muchas veces, hasta que sea muy fácil imaginar eso.

Para y descansa. ¿Cómo respiras ahora? ¿Cómo sientes la boca?

Con las manos, recórrete la cabeza. Siente todo el contorno de la cabeza, por arriba, los lados, por atrás, cerca de la frente, cerca de la nuca, de las orejas, los temporales, todo.

Ahora, imagina que con las manos te acaricias la cabeza pero por dentro, recorriendo toda su superficie. Descansa. ¿Cómo de grande es ese espacio?

Con cada inhalación, imagina que haces más amplio el espacio dentro de tu cabeza. Imagina que al tomar aire tu cabeza se expande y tu espacio interior crece.

Hazlo muchas veces mientras puedas mantener tu atención en ti y el movimiento.

Deja todo y descansa.

¿Cómo estás en ti ahora?

¿Cuánto espacio interno percibes en este momento? En el abdomen, en el pecho, en la boca y en la cabeza.

¿Han influido estos ejercicios en la forma en la que estás acostado en el suelo? ¿Tal vez tu espalda lo toca de forma diferente? ¿Cómo es el soporte que te da la Tierra ahora? Atiende a cualquier otra cosa que se ha podido modificar en ti a raíz de la práctica.

Lentamente, ponte de pie. Nota la primera impresión al levantarte. ¿Cómo estás? Siente tus espacios internos, y siente el espacio que ocupas en el espacio.

Acrecentando tu presencia

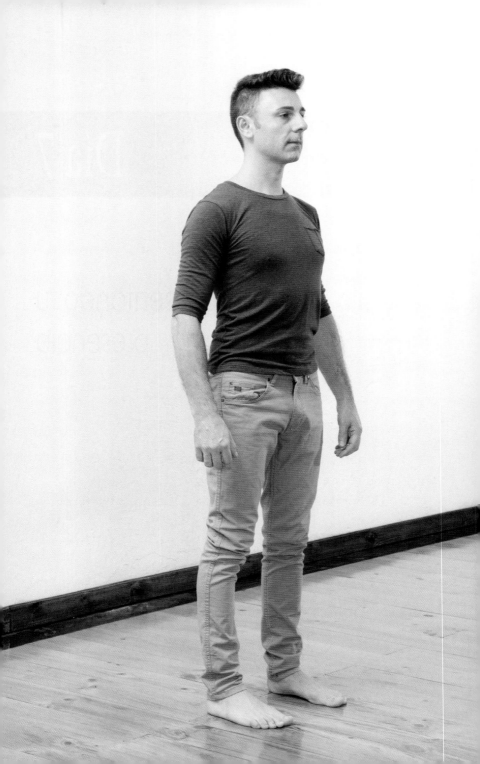

Hoy vas a poner la alarma cada hora. Esto puede parecer mucho pero no lo es, ya que para lo que vas a hacer necesitarás menos de treinta segundos.

En las horas pares escribe este recordatorio:

Siento mi longitud, mi anchura y mi volumen.
Siento el espacio que ocupo en el espacio.

Y deja que las palabras te guíen a las sensaciones que están ocurriendo en ti en este momento.

En las horas impares, escanéate a ti mismo como en el día 2.

Observa en qué es diferente hoy del primer día. ¿Es más fácil sentirte a ti mismo?

Ve a las redes sociales y cuéntame.

SEGUNDA SEMANA

CONOCER CÓMO FUNCIONA TU CUERPO: TODO SE VINCULA CON TODO

Comprender las cosas sistémicamente significa colocarlas en un contexto, establecer la naturaleza de sus relaciones.

FRITJOF CAPRA

Tú eres un sistema vivo. Orgánico. Interconectado. Cada parte de ti se entrelaza formando la trama de tu vida. Ya vimos cómo pensamientos, movimientos, emociones y sensaciones van todo el tiempo de la mano. Ahora quiero invitarte a que sigas ahondando en pensarte sistémicamente.

Fritjof Capra, físico austriaco que propone una visión holística del funcionamiento de los sistemas (integrando, además, ciencia y misticismo), asegura: «Los sistemas vivos son totalidades integradas cuyas propiedades no pueden ser reducidas a las de sus partes más pequeñas».[1]

Esto se da en muchos planos, por ejemplo a nivel celular, pero también anatómico. Muchas veces, si te lesionas el cuello, la rehabilitación que recibes es totalmente localizada en esa zona. Sin embargo, es posible que tu dolor de cuello aparezca, por ejemplo, porque no mueves las vértebras dorsales lo suficiente para darle apoyo al cuello. O porque fijas demasiado los ojos en la pantalla del ordenador. O porque tu apoyo sobre los pies está desequilibrado.

1. *La trama de la vida*, Fritjof Capra, Anagrama, 2000, p 56.

Si quieres resolver ese dolor de cuello, tienes que entender cómo haces lo que haces a un nivel sistémico, comprender cómo usas el resto de ti, qué partes están trabajando de más y qué partes están trabajando de menos. En definitiva, tienes que poner tu dolor de cuello en un contexto, en tu contexto mental, emocional, en cómo te mueves todo tú, y también en las actividades que realizas todos los días. Y con quién las realizas. Todo eso está conectado.

El pensamiento sistémico es un pensamiento contextual;[2] por lo tanto, el entendimiento de cómo funcionas es único para ti. Por supuesto que compartimos características de anatomía, fisiología, etc., con otros seres humanos, pero la historia de cada quien (si has practicado o no deporte, cuáles, la herencia genética, lo que haces cada día) también influye en cómo te mueves. Tu contexto es único, así que tú y tu cuerpo también.

Imagínate como un tejido, una red. Cada parte de tu cuerpo está profundamente ligada al resto de ti. A nivel celular, y a nivel anatómico. Lo que hagas con tu dedo meñique afecta hasta a la punta de tu cabeza. Y cada vez que mueves una parte de ti, te estás moviendo a todo tu ser.

En la última semana vamos a abordar cómo recuperar una manera de moverte en la cual te sientes entero y conectado. Pero antes de llegar allí, tenemos que entender

---

2. A diferencia de Descartes, que pensaba que el comportamiento conjunto de un sistema complejo puede ser estudiado a partir de las propiedades de sus partes, Capra asegura que es necesario usar un pensamiento «contextual», pues «lo que denominamos "parte" es meramente un patrón dentro de una inseparable red de relaciones». Capra nos invita a entender el universo como «una red dinámica de acontecimientos interrelacionados». Esto, llevado a la temática de este libro, significa que no funcionamos «por partes», sino como un sistema en el que todo el contexto determina el estado de una parte. Cada contexto, cabe recordar, es único para cada sistema, o para cada persona, en este caso. Capra, pag 56-58.

un poco mejor nuestras diferentes partes y cuál es su función. Para eso, vamos a profundizar en algunos conceptos científicos que nos van a ayudar a repensar la manera en que nos vemos a nosotros mismos y en que abordamos nuestro cuerpo, no como un conjunto de piezas, sino como un sistema.

Fritjof Capra señala que una característica del pensamiento sistémico es la habilidad para focalizar la atención alternativamente en distintos niveles. Así que para ayudarte a pensarte y sentirte mejor sistémicamente, esta semana vamos a empezar poniendo la atención en diferentes partes de nosotros.

Si cada una de nuestras partes no hace lo que está destinada a hacer, otras asumen ese trabajo, forzándose y desgastándose. Muchas de las dolencias posturales vienen de que el trabajo no está bien distribuido en nuestro organismo y creamos una serie de compensaciones que a la larga nos dañan.

Las partes que usamos en exceso se desgastan y se lastiman; las que no usamos como deberíamos se debilitan y las borramos de nuestra imagen, utilizándolas cada vez menos y haciendo más difícil volver a incluirlas.

Ahora bien, para entender mejor el cuerpo y su funcionamiento, vamos a hacer una distinción muy especial entre dos conceptos que comenzaremos a emplear: por un lado, la *constitución*, y por otro, el *patrón de organización*. La constitución física de un sistema es muy diferente de cómo este se organiza.

Cuando digo «constitución[3] de un sistema», me refiero a los componentes que se relacionan de tal modo que constituyen una unidad como algo de cierta clase. Por

---

3. Nota que cuando hablo de constitución y patrón no me refiero al binomio estructura y función, ya que en constitución están incluidas algunas funciones, que a mi entender son inseparables de la estructura.

ejemplo, una silla es una silla, si sirve para sentarse. No importa si es de madera o de plástico, si tiene o no respaldo, o tres o cuatro patas. Así, constitución es la estructura, los componentes y la función que le dan identidad de clase a un sistema. Mientras se conserve esa constitución, un sistema sigue siendo lo que es, aunque cambie. Por ejemplo, nosotros somos ahora muy diferentes de cuando éramos pequeños, pero seguimos siendo la misma persona. Y seguimos siendo humanos, pase lo que pase.

El «patrón de organización» de un sistema, por otra parte, es la totalidad de conexiones entre los elementos sistémicos.

Un patrón de organización son las relaciones entre los componentes que hacen que una unidad sea única, particular. Es como la constitución se hace cuerpo en ti. Por ejemplo, si la silla es roja y tiene tres patas, eso la diferencia de una silla de cuatro patas de madera, aunque ambas sean sillas.

En el siguiente capítulo vamos a hablar más de los patrones de organización y cómo cambiarlos; ahora enfoquémonos en la constitución.

Ah, sé que todo esto suena muy teórico, pero no te preocupes, en las siguientes páginas lo vamos a aplicar a la práctica. Este no es ni pretende ser un manual de anatomía ni de teoría de sistemas, pero sí considero que hay ciertos conceptos básicos que, si los conocemos intelectualmente, hacen mucho más fácil que incorporemos ese saber.

EL QUE TE CUIDA TODO EL TIEMPO

Lo primero que quiero que sepas es que hay una parte de tu cerebro que está dedicada a cuidarte. Sí, estás seguro. Estás a salvo.

En el cerebro humano existen unas estructuras llamadas ganglios basales. Tal vez nunca has oído hablar de ellos, pero su función es muy importante, pues en conjunto con el tronco encefálico (que comunica al cerebro anterior, la médula espinal y los nervios periféricos) forma un sistema que controla la realización de movimientos voluntarios automatizados, como mantener la postura erguida mientras vamos caminando, subir los peldaños de una escalera o levantar una pierna para evitar un obstáculo al andar. El trabajo del sistema de los ganglios basales-tronco encefálico nos permite realizar numerosas tareas que a su vez nos facilitan responder y adaptarnos mejor al entorno. Sin el adecuado funcionamiento de los ganglios basales no podríamos aprender nuevos movimientos ni nos moveríamos a voluntad o lo haríamos torpemente, que es lo que sucede en las enfermedades de Parkinson y Huntington.[4]

¿Qué quiere decir esto? Que tu cerebro te está cuidando, está protegiendo tu vida, tu cuerpo, a ti mismo. Todo el tiempo. Tu cerebro está contigo, y a través de tu presencia tú lo acompañas, te acompañas y potencias esa capacidad de estar seguro en ti mismo.

La primera vez que supe esto sentí una paz enorme. Date cuenta de la belleza de tu organismo, de cómo te cuida todo el tiempo.

Cuando entiendes esto, no solo intelectualmente, sino que lo empiezas a reconocer en tu día a día, comienzas a ganar más confianza en tu propio organismo, en ti mismo.

4. Takakusaki, Saitoh, Harada y Kashiwayanagi, 2004). *Role of basal ganglia - brainstem pathways in the control of motor behaviors*. http://amcor.asahikawamed.ac.jp/modules/xoonips/download.php/207.pdf?file_id=4184.

Una vez fuimos con unos amigos a dar un paseo al campo. Yo estaba finalizando mi formación profesional Feldenkrais. Íbamos en el *jeep* de uno de ellos, yo atrás, de pie, junto con mi amiga Anabel. Estábamos conversando, y el *jeep* se detuvo un momento, para que abrieran un portón y pudiéramos salir del rancho en el que estábamos. Parecía que esa tarea iba a tardar más, ya que el conductor se puso a conversar con el cuidador, así que yo me solté del pasamanos, y continuaba conversando con mi amiga. Seguía muy concentrada en la conversación, y no me di cuenta en que en un momento ya habían abierto el portón; el *jeep* arrancó y yo caí hacia atrás. Lo siguiente que supe fue que estaba dando vueltas por el aire. Sentí claramente cómo «yo», es decir, mi mente racional que toma decisiones, no tenía ningún control sobre la situación. Sin embargo, mi «yo» más primitivo se hizo cargo. Percibí claramente cómo algo más profundo estaba guiando mi respuesta, mi cuerpo y mis movimientos. Así que me entregué y confié. Y de repente me encontré dando una vuelta en el aire y aterrizando suavemente en el suelo con la pelvis, solo para enseguida llevarla hacia arriba en espiral y estar de pie.

Cuando el *jeep* paró, mis amigos bajaron corriendo pálidos del susto, y me encontraron parada, riéndome. No podían creer que no me hubiera matado en esa caída, es más, que no me hubiera pasado absolutamente nada. Mi querida amiga Anabel, española, al verme exclamó:

—¡Joder, el Feldenkrais!

Este es solo un ejemplo de las muchas experiencias que he tenido desde que comencé este viaje sobre la inteligencia de mi cuerpo y la capacidad autónoma del organismo de regularse si confiamos y soltamos.

A medida que las personas crecen en edad, uno de los mayores temores que tienen es a caerse. Este temor aparece cuando no sabemos cómo caer, cuando no confiamos en nuestro organismo, y en nuestra capacidad de caernos y levantarnos (literal y metafóricamente), sin que nada ocurra, solo como un juego con la gravedad.

Así que a lo largo de estas cuatro semanas, quiero que tengas muy presente que los movimientos que surgen espontáneamente de ti tienen un sentido, una lógica interna y puedes confiar en ellos.

QUIÉN ORGANIZA EL MOVIMIENTO

Imagina que alguien te arroja un lápiz para que lo agarres. ¿Con qué mano lo tomas? ¿A qué velocidad mueves el brazo? ¿A qué distancia exactamente levantas la mano? Todos estos movimientos suceden en segundos, y ¿quien los decide? Sin duda tú no piensas al, por ejemplo, levantarte de una silla cómo vas a mover tu peso. O cuando vas a empezar a caminar, qué pie mover primero. Todo eso sucede, te sucede, y el que lo determina es tu cerebro.

¿Y cómo hace para tomar esas decisiones? Basado, por un lado, en la filogenética y por otro, ya de adulto, en tu historia. En cómo aprendiste a moverte a lo largo de tu vida y en cómo te mueves más habitualmente.

Muchas veces, cuando queremos movernos mejor, pensamos en fortalecer o flexibilizar un músculo. Eso tiene su lógica, pero si no reprogramamos nuestro cerebro para que organice mejor los movimientos, estamos trabajando en la superficie, y no en la profundidad del movimiento.

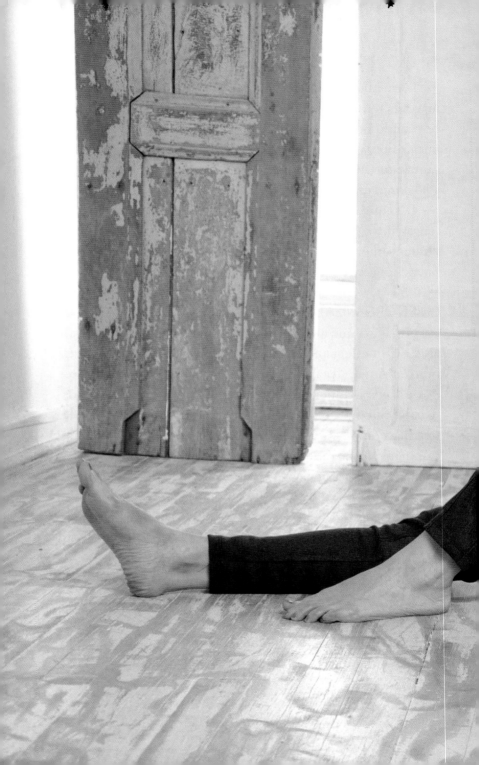

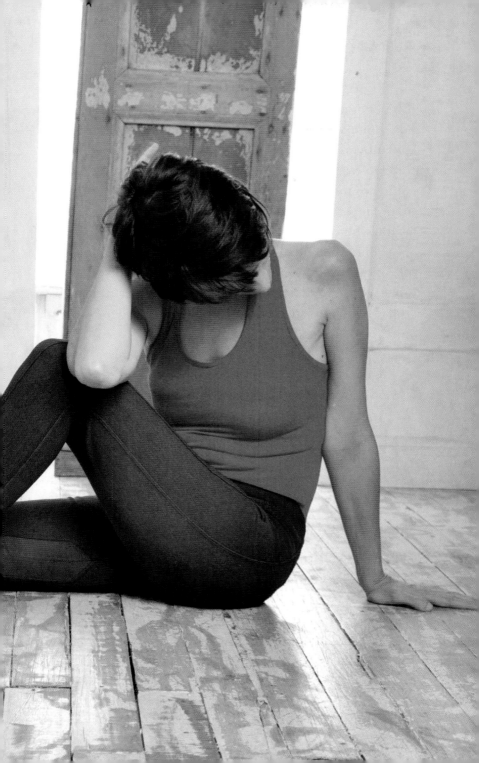

El reconocido científico colombiano Rodolfo Llinás dice, en pocas palabras, que tenemos cerebros para movernos, y que la finalidad última de cualquier comportamiento es el movimiento.[5] De este modo resulta lógico que si queremos cambiar cómo nos movemos y cómo pensamos acerca del movimiento, no debemos enfocarnos en los músculos o en las articulaciones, sino en el cerebro.

Llinás hace otra distinción: el cerebro no solo nos permite movernos, sino, y lo más importante, hacerlo de manera inteligente, que es finalmente lo que nos ha permitido desarrollarnos como especie de la manera en que lo hemos hecho:

> La historia evolutiva demostró que únicamente los animales capaces de moverse necesitan cerebro (por eso las plantas, quietas y arraigadas, aunque tan vivas como nosotros, no lo necesitan). Y que, en principio, la función principal de este es la capacidad de predecir los resultados de sus movimientos con base en los sentidos. El movimiento inteligente se requiere para sobrevivir, procurarse alimento, refugio y evitar convertirse en el alimento de otros.[6]

TU SOPORTE INTERNO

«Me caló hasta los huesos». Usamos esta expresión para decir que algo tocó nuestro ser más profundo. Tal vez haya algo de real en ese dicho popular, y cuando conectas con tu esqueleto, conectas con una parte muy profunda tuya, no

5. Angulo, E. (2009) Entrevista a Rodolfo Llinás: http://www.soitu.es/soitu/2009/ 10/14/actualidad/1255526630_663665.html.
6. *Conversaciones con Rodolfo Llinás*, Ángela Sanchez http://datateca.unad. edu.co/contenidos/434201/rodolfo_llinas.pdf.

solo física, sino de tu ser. El esqueleto es una de las partes fundamentales de tu *constitución*.

Cuando realizamos ejercicio, no pensamos mucho en el esqueleto. Y sin embargo, allí radica nuestra fuerza. Puedes pensar en tu esqueleto como la estructura de una casa. Son las vigas, lo que realmente te sostiene. Cuando conectas con él, te sientes fuerte, sostenido y capaz de sujetarte a ti mismo. Por eso es tan importante desarrollar la conciencia esquelética. No solo nos ayuda a ganar estabilidad física, sino también emocional, y a clarificar nuestros deseos e intenciones.

El esqueleto tiene varias funciones: es el sostén mecánico del cuerpo, el armazón que lo sostiene; es el encargado del mantenimiento postural, lo que hace posible actividades como la marcha; funciona también como un soporte dinámico, a través de un complejo sistema de palancas y puntos de anclaje para los músculos; además, ofrece contención y protección para los órganos; por otra parte, es un almacén metabólico que actúa como moderador de la concentración e intercambio de sales de calcio y fosfatos y, finalmente, es un transmisor de vibraciones.

Sin embargo, le ponemos poca atención a nuestro esqueleto, y no tenemos mucha conciencia incluso de su forma y estructura. Siendo más conscientes y conectando con nuestro esqueleto podemos mejorar, no solamente nuestra postura física, sino nuestro estado emocional.

Aún no conocemos todas las funciones de los huesos. Gerard Karsenty, médico y genetista francés, lleva más de dos décadas estudiando qué funciones tienen los huesos más allá de proveer una estructura para el cuerpo. A mediados de los años noventa comenzó a investigar en ratones los efectos de una proteína llamada osteocalcina (que se produce en los huesos), y a lo largo de sus estudios ha encontrado que esta tiene impacto en las reservas de grasa, el hígado, los músculos, el páncreas e incluso el cerebro.

Karsenty, ahora jefe del Departamento de Genética del Centro Médico de la Universidad de Columbia, descubrió que la falta de osteocalcina provoca ansiedad y depresión, y tiene un impacto en las funciones de la memoria, además de otros aspectos hasta entonces insospechados, como la producción de insulina y de testosterona. Si bien estos efectos se estudiaron originalmente en ratones, como señala Thomas Clemens, vicedirector del Centro de Investigaciones Musculoesqueléticas de Johns Hopkins Medicine, «no conozco ninguna hormona que funcione en ratones y no lo haga, en cierta medida, en humanos». Además, Karsenty ha identificado a dos pacientes en los que se corroboran varios de los efectos que sus investigaciones predijeron. Esto ha revolucionado el entendimiento que tenemos de las funciones del esqueleto, y Karsenty lo resume diciendo: «Siempre supe que los huesos ayudaban a regular el cerebro. Solo que no sabía cómo».[7]

Yo he comprobado esto en mi práctica profesional cientos de veces. Hace poco tiempo tuve un alumno que había tenido un intento de suicidio algunos años atrás. Él ya se sentía mucho mejor, y vino porque quería profundizar más en el vínculo consigo mismo, mejorarlo. Empecé a trabajar con

7. Amanda Schaffer. *Do our bones influence our minds?*, reportaje publicado en la revista *The New Yorker*, el 1 de noviembre de 2013. http://www.newyorker.com/tech/elements/do-our-bones-influence-our-minds.

él, y me dijo que no le gustaba sentirse, porque no se gustaba a sí mismo. Mi tarea era ayudarlo a estar más cómodo en sí mismo. Así que empezamos a trabajar más y más en la conciencia de su esqueleto. Un día, se levantó y me dijo:

—Esto sí me gustó, me siento bien cuando siento mis huesos.

A partir de ahí (y su tratamiento psicológico, por supuesto) empezó a mejorar, y a habitarse con más disposición. Este es un claro ejemplo de lo que afirma Ruthy Alon, formadora sénior del método Feldenkrais y creadora del programa Huesos para la Vida: «Cuando estás preparado para entregar tu cuerpo con plena confianza al apoyo que lo sostiene, se crea un clima de amor y cuidado».

LA FUNCIÓN DE LOS MÚSCULOS: LOS QUE TE MUEVEN

La función de los músculos es moverte, no cargarte. Confundimos esfuerzo muscular con poder. El poder viene de músculos tonificados y huesos alineados; el esfuerzo muscular te inmoviliza, te vuelve rígido y te desgasta. Muchas veces vamos a hacer ejercicio y nos dicen: «¡Aprieta!». Yo fui a una clase una vez donde me dijeron: «Aprieta hasta los dientes». ¿Has probado hacer abdominales con la mandíbula apretada? No te lo recomiendo, porque en realidad dificulta el movimiento de todo el cuerpo, pero te invito a comprobarlo por ti mismo. Por cierto, ¿para cuántas otras actividades cotidianas aprietas innecesariamente los dientes casi sin darte cuenta?

A través de este tipo de experiencias, y en el contexto de una cultura que sobrevalora el esfuerzo, nos quedamos con la idea de que la fuerza es tener los músculos apretados. Nada más lejos de la realidad. El esfuerzo es lo que nos daña; la fuerza nos revitaliza. ¿Dónde está nuestra fuerza real? En músculos tonificados y flexibles, que permitan el movimiento en todas direcciones y se inserten en huesos alineados, en una coordinación fina y eficiente. En una distribución proporcional del trabajo, no solo intervienen un par de músculos, sino todo tú. Ya Wilhelm Reich planteaba la teoría de emociones estancadas en los músculos. De hecho, él llama corazas musculares a estas tensiones sostenidas cargadas de emociones y de historia. Como explica Luis Gonçalvez Boggio en su libro *El cuerpo en la psicoterapia,* para Reich el inconsciente está en los músculos, de tal modo que la coraza caracterial es funcionalmente idéntica a la coraza muscular. Las corazas son una defensa contra lo otro y contra nuestros propios deseos. Así, cuando disminuimos una tensión corporal, reducimos los bloqueos afectivos.[8]

Yo creo —y lo he visto en mí y en mis alumnos— que cuando dejamos de exigirles a los músculos que hagan las funciones que no les corresponden (como cargar nuestro peso) y llevamos la atención al esqueleto, sabiendo que es finalmente el cerebro el que estamos reprogramando para la organización del movimiento, esas tensiones/corazas se deshacen con mucha más facilidad, de manera suave y más duradera, sin dramas. Conseguimos esto moviéndonos suave y lentamente, prestando mucha atención a lo que hacemos. Citando de nuevo a Ruthy Alon: «Los movimientos suaves

---

8. Gonçalvez Boggio, Luis, Psicolibros 2010, *El Cuerpo en la psicoterapia*, págs. 16 y 17.

y reducidos tienen la capacidad de derretir los núcleos más duros».

Cuando te piensas, te vives y te sientes de manera sistémica, la trama de tu vida empieza a fluir hacia liberar todo tu potencial. Así que esta semana vamos a practicar eso: la conciencia de nuestra *constitución*. Para usarnos con todo nuestro poder, es requisito indispensable hacerlo en armonía con cómo somos como seres humanos, como sistemas vivos, como la biología consciente entrelazada con cultura que somos.

INSPIRACIÓN REAL: EL CASO DE ARTURO

Quiero compartir contigo la historia de Arturo en sus propias palabras, con las que nos explica cómo al poner cada cosa en su lugar, tuvo resultados inesperados:

En 2009, tuve un grave accidente automovilístico en el cual me fracturé ocho vértebras: tres lumbares, cuatro torácicas y una cervical. Estuve casi seis meses inmovilizado en cama, y seis meses más en terapia de rehabilitación, sin mucha mejoría. Incluso había quedado con una joroba que me impedía apoyar la cabeza cuando me acostaba boca arriba —dicho de paso, tanto acostarme como levantarme eran un verdadero martirio de dolor.

En 2011, recibí un correo de Lea Kaufman. Me llamó la atención, y debo reconocer que a esas alturas yo ya estaba en una situación tal que probaba todas las opciones que me llegaban, aunque sin resultados prácticamente.

Me suscribí al canal de vídeos de Lea, comencé a recibir sus vídeos y, la verdad, solo hice unos cuantos. Un día me llegó un correo de Lea sobre un taller en Colima, que me queda bastante lejos —yo vivo en D.F., así que estamos hablando de unas doce horas de camino en coche; en avión, entre traslados, transbordos y tiempos de espera, unas cinco horas—. En cualquier caso, aunque con el estado físico de mi columna no resultaba nada fácil moverme esas distancias, finalmente decidí inscribirme y asistir a ese evento.

Antes de partir a Colima, al taller que daba Lea, tenía una diferencia de carga corporal de siete kilos entre una pierna y otra. Esto quiere decir que al pisar apoyaba más peso en una pierna que en la otra. Esto se debía a la forma en que mi cadera, en relación con mi columna, había quedado después de la operación. Los médicos me decían que no hiciera mucho esfuerzo para no agravar más el problema, y los ortopedistas me aseguraban que con unas diez o quince sesiones de terapia ellos podrían mejorar «notablemente» mi desequilibrio corporal (nunca me definieron qué era para ellos «notablemente»), pero bueno, como ya dije antes, decidí partir a Colima y darme otra oportunidad.

La verdad es que mis expectativas eran pocas, dadas las malas experiencias anteriores con otros programas. Ya en el evento, después de la charla que nos dio Lea, pensé que ese programa sería distinto a otros, lo que alimentó mis esperanzas. Pero cuando empezamos con los movimientos, en un principio los sentí tan «lentos y suaves» que pensé que era otra pérdida de tiempo más. Como la piscina del hotel era muy bonita, hasta pensé en salirme del taller e irme mejor a nadar... Me decía a mí mismo: «Estos movimientos no me van a servir de nada», pero otra voz interna me aconsejaba: «Arturo, ya estás aquí, esto va a durar dos días, no prejuzgues, aguanta este día y de los resultados que veas decides si asistes mañana o no...». Le hice caso a esa otra voz y bueno, ya pasadas unas cuatro horas de movimientos que me parecían hasta un «fraude», repentinamente Lea nos dice: «Ahora giren para quedar boca arriba...». Y cuál sería mi sorpresa: en esas pocas horas sucedió lo que en dos años no había logrado con ninguna otra terapia, ¡había conseguido poner la cabeza en el suelo y sin dolor!

Entonces Lea me observa y me dice: «Pudiste tocar el suelo con la cabeza y la espalda al mismo tiempo, ¿verdad?».

Qué les puedo contar de cómo me sentí de emocionado...

Y al llegar a D.F., como ya me sentía más derecho, fui al médico a que me hiciera un chequeo, y la diferencia de carga corporal que tenía ya había disminuido mucho, pues para ese día, ¡la diferencia era de menos de tres kilos!

Arturo,
Ciudad de México

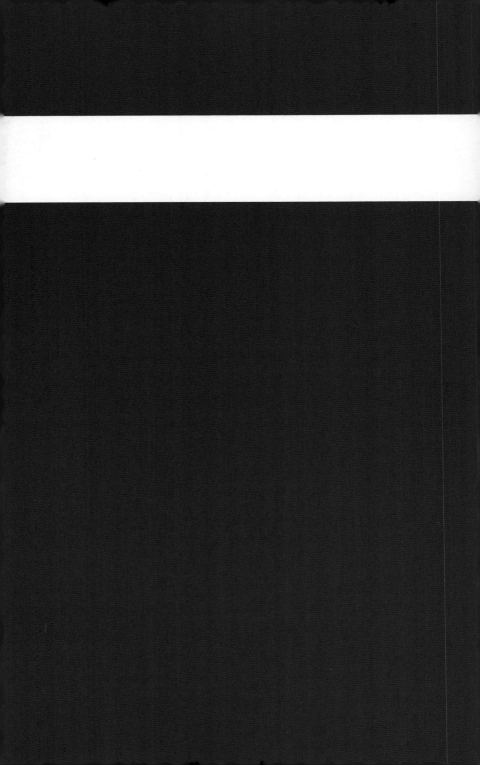

Día 1

Tu centro
de poder

E xiste una parte de tu cuerpo en particular donde se sitúan los músculos más poderosos, una parte que, además, para muchas culturas, es tu centro energético. Esa parte, culturalmente, ha sido negada y malentendida. El verdadero cimiento de la postura es la pelvis. Si bien ese es un tema para otro libro, vamos a acercarnos un poco más a la pelvis para ver cómo la podemos usar a nuestro favor.

La pelvis es una de las estructuras óseas más importantes. No solo contiene gran parte de nuestros órganos, sino que conforma el centro de masa del cuerpo y es la base de nuestro poder físico y energético.

Al hacernos conscientes de las articulaciones, la movilidad y la fuerza de la pelvis, nuestros movimientos se vuelven más armoniosos, elegantes y efectivos, y a la par nos apropiamos de una sensación de unicidad, de estar enteros en cada cosa que hacemos, incorporando nuestro poder en la acción.

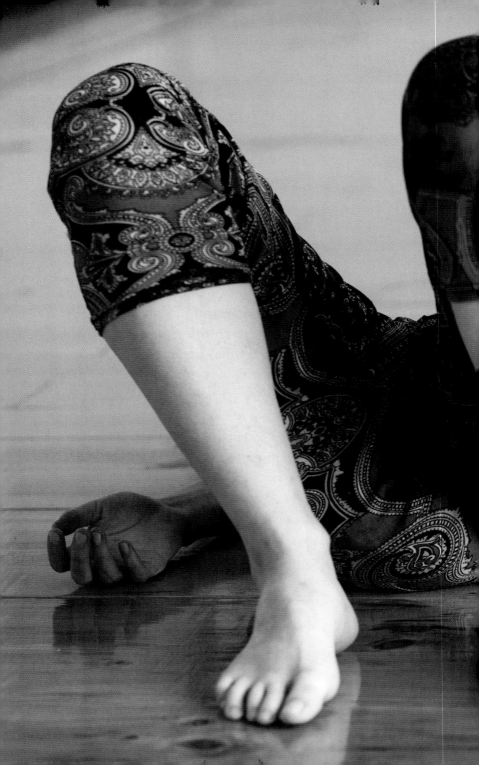

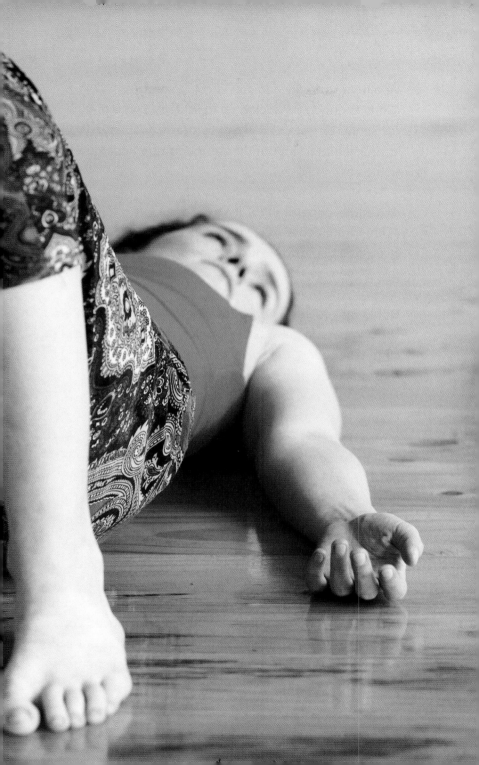

Ve a tu espacio privado con la colchoneta. Lee la segunda sensación de tu lista, de cómo te quieres sentir. En esta sesión la vas a practicar. Haz toda la práctica moviéndote de ese modo que hace que te sientas así.

Acuéstate boca arriba y lleva tu atención a la pelvis. ¿Qué forma tiene? ¿Qué tamaño? ¿Qué volumen? ¿Cómo te sientes a ti mismo en la pelvis? ¿Cómo respiras? ¿Cómo se apoya la espalda en el suelo?

Dobla las rodillas y apoya las plantas de los pies en el suelo. Mueve la pelvis hacia los pies, de tal modo que la cintura se separe del suelo y el coxis se acerque a él, y regresa con la pelvis al centro.

¿Cómo haces este movimiento?

Mueve la pelvis en el sentido contrario, acercando la cintura hacia el suelo. Asegúrate de que no levantas la pelvis en el aire, solo la mueves, cambiando el punto de apoyo.

Ahora une esos dos movimientos, y mueve la pelvis arriba y abajo, acercando y alejando la cintura del suelo, acercando y alejando el coxis del suelo.

¿Qué sucede en ti mientras haces este movimiento? ¿El movimiento queda solo en la pelvis o viaja a través de ti? ¿Hacia dónde viaja? ¿Cuánto esfuerzo haces con los muslos y los glúteos? ¿Con el abdomen? ¿Cuál es el mínimo esfuerzo con el que puedes hacer este movimiento?

Alarga las piernas y descansa boca arriba. Comprueba cómo está la pelvis apoyada en el suelo en este momento.

Acuéstate boca abajo, con las piernas alargadas. Coloca una pierna sobre la otra y la frente sobre las manos. En esa postura, mueve el pubis hacia el suelo, y luego aléjalo de él. Es el mismo movimiento que hiciste boca arriba pero boca abajo. ¿Cómo es en esta posición? ¿Llega algún eco de este movimiento a la cabeza? Descansa boca arriba.

Dobla las rodillas y apoya los pies en el suelo con las rodillas mirando al techo. Presiona con el pie derecho el suelo y mueve la pelvis a la izquierda, de tal modo que la cadera izquierda se acerque al suelo y la derecha se levante un poco. ¿Cómo se mueve la pelvis en esta dirección?

Haz lo mismo al otro lado. Empuja con el pie izquierdo el suelo y mueve la pelvis a la derecha. ¿Es más fácil o menos fácil?
Rueda la pelvis a un lado y otro, ayudándote desde los pies. ¿Cómo es la línea que describe la pelvis en el suelo?
Descansa alargando las piernas.

Acuéstate sobre el lado derecho, con las piernas dobladas una encima de la otra, con un ángulo de noventa grados en las rodillas y otro entre las rodillas y el pecho. Así, empieza a deslizar la cadera izquierda adelante y

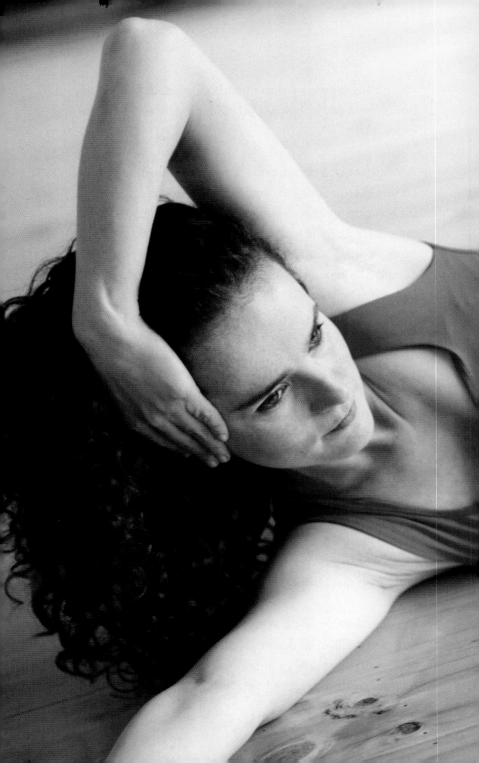

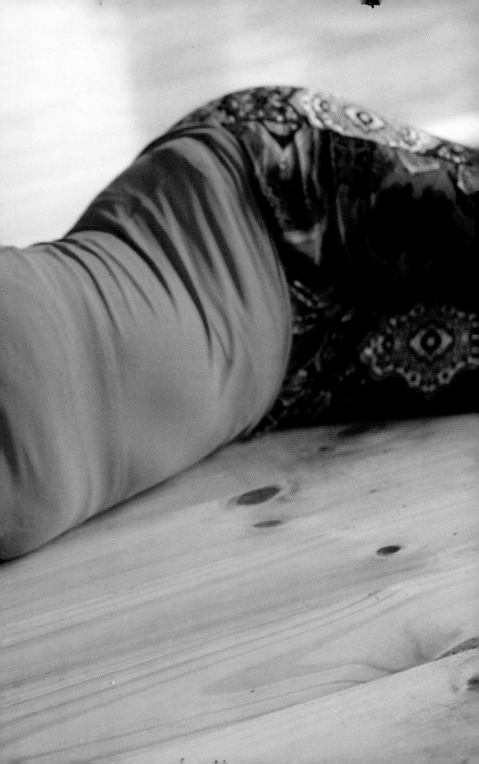

atrás, como si quisieras mover el lado izquierdo de la pelvis hacia delante y hacia atrás, varias veces. ¿Cómo es hacer esto en esta posición? Asegúrate de que la cintura no trabaja, sino que es un movimiento de la pelvis. Ve lento y suave, sintiendo qué sucede en las costillas y en la columna. Para. Coloca la mano izquierda sobre la oreja derecha. Levanta la cabeza y déjala allí. Mueve la cadera izquierda hacia la cabeza y aléjala de ella. Para, rueda boca arriba y descansa. ¿Cómo estás apoyado en el suelo ahora?

Acuéstate sobre el lado izquierdo, con las piernas dobladas una encima de la otra, con un ángulo de noventa grados en las rodillas y otro entre las rodillas y el pecho. Ahora mueve la cadera derecha adelante y atrás. ¿Cómo es de este lado? ¿Más o menos fácil? Descansa.

Pon la mano derecha sobre la oreja izquierda. Levanta la cabeza y mantenla en el aire. Acerca y aleja la cadera derecha de la cabeza. Descansa boca arriba.

Con los pies apoyados en el suelo, mueve la pelvis hacia arriba y hacia abajo como el primer movimiento. ¿Cómo es en este momento? ¿Cómo viaja el movimiento por la columna? Rueda la pelvis a derecha e izquierda. ¿De qué manera te mueves ahora? ¿Algo cambió en ti?

Descansa boca arriba.

Ahora une estos cuatro puntos en un círculo. Mueve la pelvis arriba, de ahí a la derecha, abajo, a la izquierda y otra vez arriba. Ve lento y suave asegurándote de que realmente es un círculo redondo. Descansa.

Con los pies apoyados, ahora haz algunos círculos en el sentido opuesto. Siente la redondez de la pelvis. ¿Qué hacen las costillas? ¿Qué hace toda la columna? Descansa.

Siéntate en el suelo con los pies apoyados en él y las rodillas apuntando al techo. Apóyate en las manos atrás. En esa posición, haz círculos con la pelvis. ¿Cómo es hacer círculos así sentado? ¿Dónde más sientes un círculo? ¿Tal vez en la cabeza? ¿En el esternón? Haz varios círculos en la dirección opuesta. ¿Qué cambia en ti cuando modificas la dirección del movimiento? Descansa boca arriba.

Vuelve a apoyar los pies en el suelo y mueve la pelvis hacia la cabeza y hacia los pies. ¿Cómo es ahora? ¿Más fácil? ¿Cómo viaja el movimiento a través de ti? ¿Llega hasta la cabeza?

Descansa con las piernas alargadas.

¿De qué manera estás apoyado en el suelo ahora? ¿Cómo sientes la forma de tu pelvis? ¿Su tamaño? ¿Su volumen? ¿Cómo respiras?

Ponte de pie. ¿Dónde está la pelvis? ¿Dónde está la columna?

Camina. ¿Cómo sientes las piernas?

Visítame en Facebook o Twitter y cuéntame cómo te fue.

Tu pelvis en
el día a día

D urante el día de hoy vas a expandir la conciencia de tu pelvis a tus actividades cotidianas.

Coloca la alarma cada tres horas.

Cada vez que suene, para lo que estés haciendo y lleva la atención a la pelvis.

¿En qué posición está en el espacio?

Además, tres veces al día realiza la siguiente práctica.

Para ello, solamente necesitas una silla con un asiento firme y sin posabrazos:

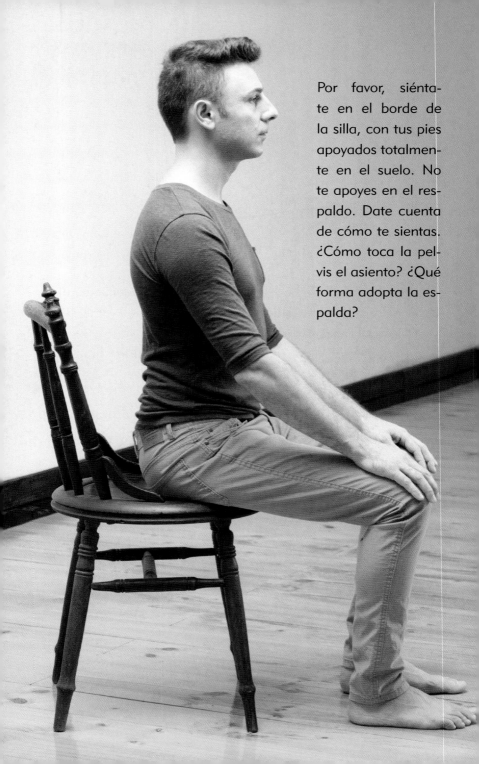

Por favor, siénta-
te en el borde de
la silla, con tus pies
apoyados totalmen-
te en el suelo. No
te apoyes en el res-
paldo. Date cuenta
de cómo te sientas.
¿Cómo toca la pel-
vis el asiento? ¿Qué
forma adopta la es-
palda?

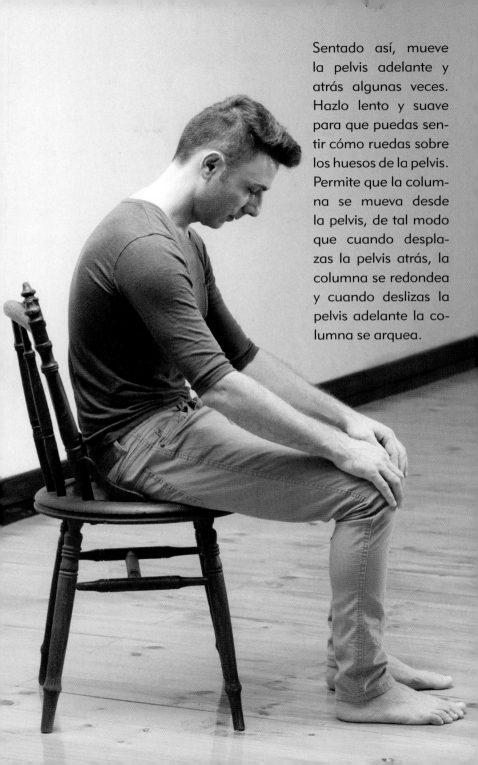

Sentado así, mueve la pelvis adelante y atrás algunas veces. Hazlo lento y suave para que puedas sentir cómo ruedas sobre los huesos de la pelvis. Permite que la columna se mueva desde la pelvis, de tal modo que cuando desplazas la pelvis atrás, la columna se redondea y cuando deslizas la pelvis adelante la columna se arquea.

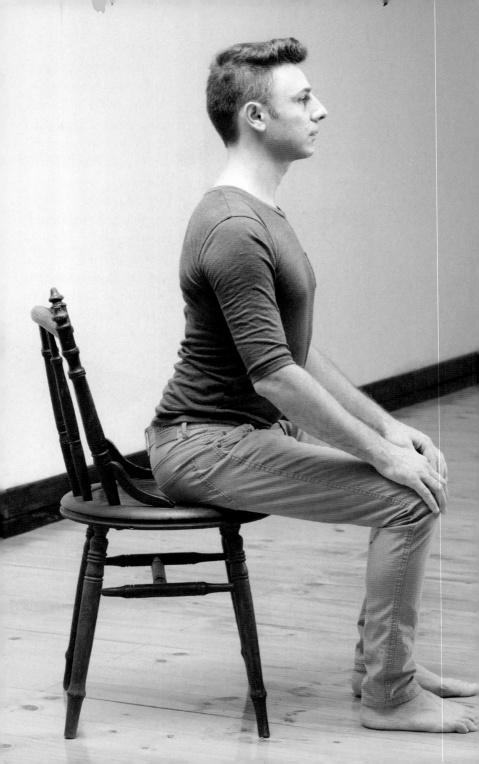

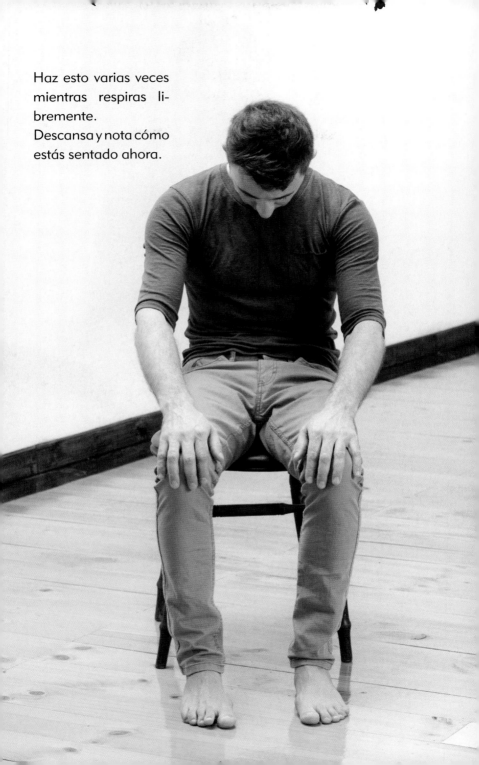

Haz esto varias veces mientras respiras libremente.
Descansa y nota cómo estás sentado ahora.

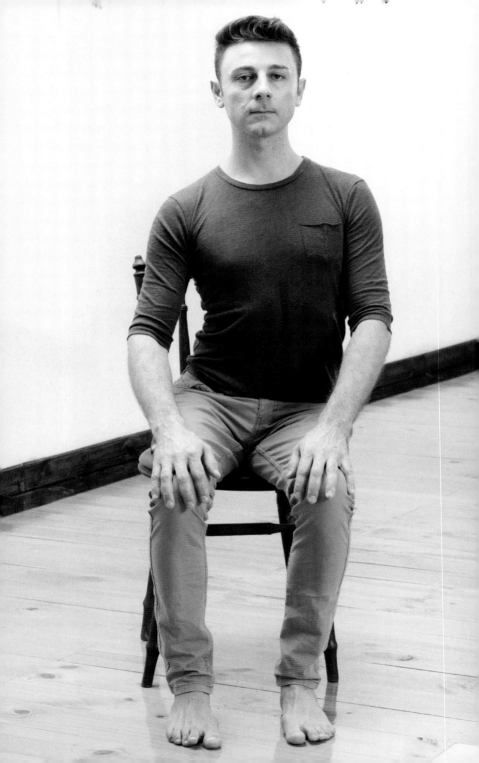

Vuelve a sentarte en la misma posición. Ahora levanta el lado derecho de la pelvis. ¿Qué ocurre con la columna? Permite que al mismo tiempo el hombro derecho baje hacia la cadera derecha cuando esta se levanta. Acerca el hombro a la cadera y la cadera al hombro, plegando todo el lado derecho, y regresa al centro, apoyando bien la pelvis.

Percibe cómo se mueven las costillas de un lado y otro. Reposa un momento y haz lo mismo al otro lado. Levanta la cadera izquierda y a la vez baja el hombro izquierdo, juntándolos y separándolos. No te quedes en ninguna posición; haz un movimiento constante, fluido y fácil. Descansa y percibe cómo están la pelvis y la espalda.

Ahora levanta una vez la cadera derecha y baja el hombro derecho, vuelve con todo al centro y, la siguiente vez, levanta la cadera izquierda y baja el hombro izquierdo. Y muévete así plegando un lado y abriendo el otro, y viceversa. Descansa.

Por último vuelve a mover la pelvis adelante y atrás. ¿Cómo es ahora?
Detén el movimiento. ¿Cómo estás sentado ahora?
¿Cómo es el soporte de la pelvis? ¿Cómo sientes la espalda? ¿De qué manera respiras ahora?
Ponte de pie. ¿Cómo estás parado?
Camina y disfruta.

En la página web de este libro encontrarás dos videoclases que te van a ayudar a reforzar lo que hiciste hoy.

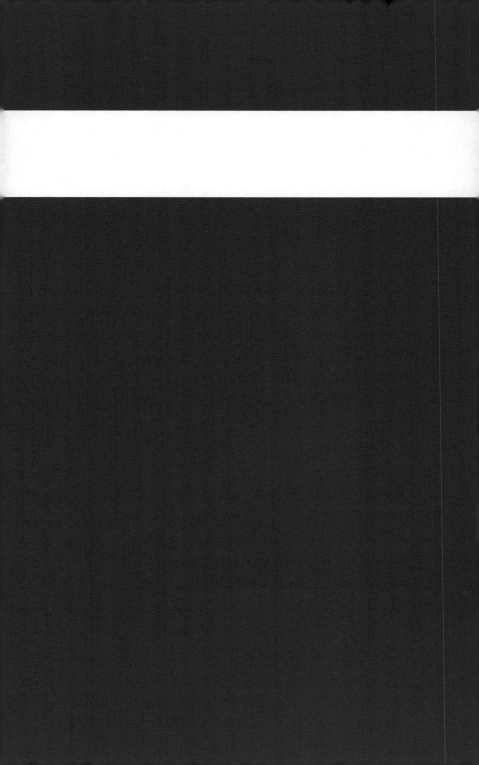

Día 3

Reconociéndome en la columna

SEGUNDA SEMANA

La columna vertebral es nuestro eje central y fundamental en nuestra postura. Sin embargo, no siempre tenemos la imagen adecuada de nuestra columna. ¿Dónde crees que está tu columna? Para muchas personas la respuesta a esto es en la espalda.

Eso es cierto... y no.

Lo que tocamos o vemos en nuestra espalda solamente es una parte de la vértebra (la apófisis espinosa), pero tu columna es mucho más que eso.

Puedes imaginar tu columna como un tubo articulado, estable y flexible, que efectivamente constituye tu eje de arriba abajo.

Así que hoy vas a aprender a sentirte a ti mismo en la columna como esta es.

Nuevamente ve a tu espacio de exploración. Vuelve a recordar la segunda sensación que escribiste. Haz esta práctica evocando esa sensación. Recuerda que ese es un trabajo íntimo tuyo, que nadie puede ver pero que tiene el potencial de cambiar totalmente cómo estás en ti mismo.

Para esta sesión necesitas una pañoleta. Haz con ella un nudo, más o menos del tamaño de un puño.

Acuéstate boca arriba con las piernas y los brazos alargados.

Empieza a virar tu atención hacia ti mismo. Nota si hacer esto es un poco más fácil.

Percibe cómo la espalda toca el suelo. Siente el contacto de la parte alta de la espalda con el suelo, de la parte media y donde está la cintura.

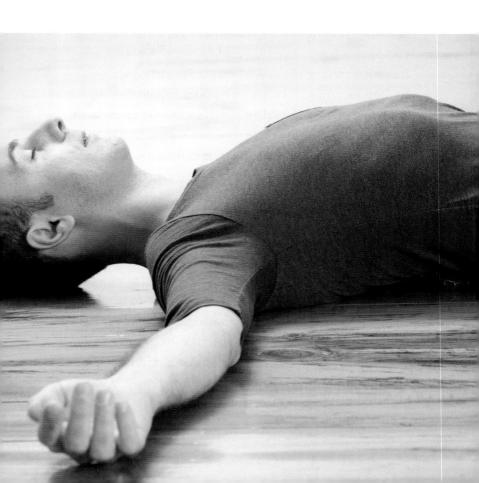

Atiende a tu columna. ¿Qué forma tiene?
¿Cuánto espacio hay bajo las vértebras cervicales?
¿Cómo están las vértebras dorsales? ¿Y las vértebras
lumbares? ¿Cómo están el sacro y el coxis?
¿Cuánto puedes conectar contigo en la columna en
esta posición?

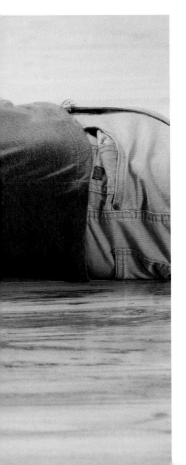

Rueda para acostarte sobre el estómago. Pon la cabeza en alguna posición cómoda. Allí, imagina que un dedo va tocando suave y agradablemente cada una de las vértebras. Tómate el tiempo necesario para recorrerlas todas con ese dedo imaginario, que te ayuda a sentirte más.
Descansa boca arriba con los pies apoyados en el suelo.

¿Cómo estás sobre la espalda ahora?
Coloca el nudo debajo de la séptima vértebra cervical, esa vértebra gorda donde termina

el cuello y empieza la espalda. Acomódala de tal modo que no haya mucha presión sobre la vértebra, y por supuesto que no sientas ninguna molestia.

Deja ahí el nudo y tómate un momento para acostumbrarte a él. Si lo sientes demasiado grande, haz un nudo más pequeño. Manteniendo ahí el nudo, mueve el hombro derecho hacia el suelo y suéltalo, varias veces. ¿Cómo cambia el apoyo sobre el nudo? Ahora deja el hombro derecho y mueve el izquierdo hacia el suelo y de regreso al centro.

Descansa con el nudo ahí.

En la misma posición, con el nudo en la séptima vértebra y los pies apoyados, asienta la cadera derecha un poco más en el suelo y suéltala. Varias veces, sintiendo cómo esa presión viaja a través de ti y cómo llega al nudo.

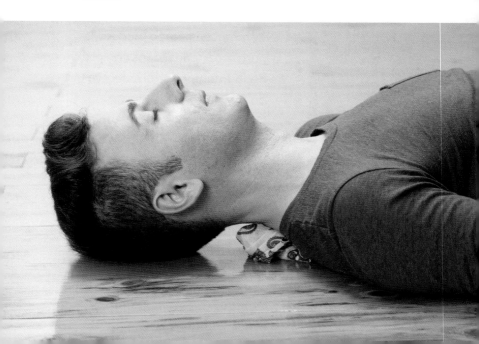

Haz lo mismo con la otra cadera.

Suavemente retira el nudo y observa cómo estás ahora acostado. ¿Qué es diferente? Repite lo mismo con las vértebras dorsales, lumbares, sacro y coxis. Es muy importante que no sientas ninguna molestia. Tal vez haya lugares donde quieras quedarte más tiempo; si es así, permítetelo. Después de que hayas recorrido toda la columna con el nudo, descansa boca arriba. ¿Cómo es ahora estar sobre la espalda? Lleva tu atención a la parte de delante de tu columna, la que pasa por el centro de ti y que no puedes tocar desde fuera. Con tu imaginación, recorre cada vértebra ahora en la parte de delante. ¿Eres más accesible a ti mismo en la columna ahora? Ponte de pie. ¿Te resulta fácil estar erguido en este momento? Camina y siente la mayor cantidad de diferencias que puedas percibir.

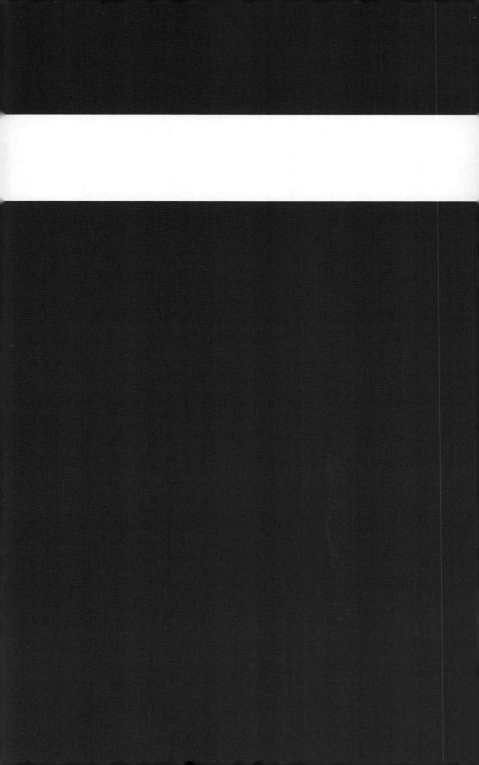

Día 4

La conciencia
de tu columna

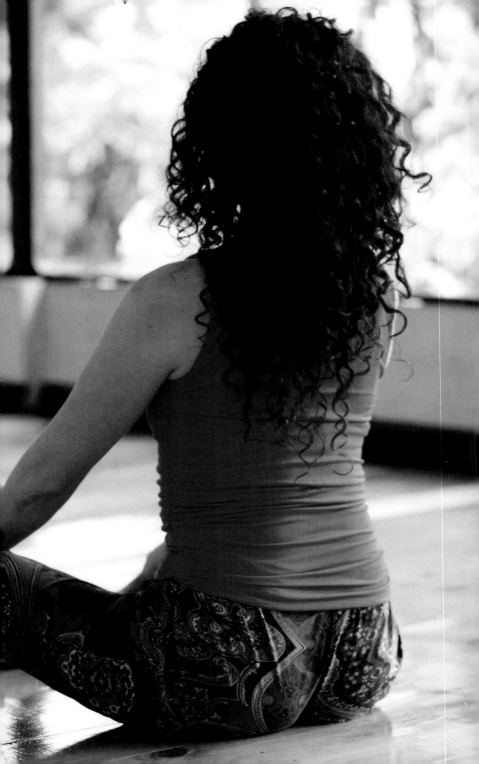

H oy vas a traer más conciencia a tu columna.
Coloca la alarma cada dos horas.
Cada vez que suene, pregúntate: «¿Qué forma tiene mi
columna en este momento?».

Asegúrate de sentir cada segmento de la columna: las
cervicales, las dorsales, las lumbares, el sacro y el coxis. Tómate unos momentos para acceder a una imagen lo más
completa posible de ti mismo en la columna.

Anota en tu diario lo que has observado.

Al final del día compara las notas de cada observación.

¿Qué forma adopta tu columna la mayor parte del día?

Como ejercicio extra, puedes realizar la videoclase que
encontrarás en la página web privada.

Cuánto haces
de más

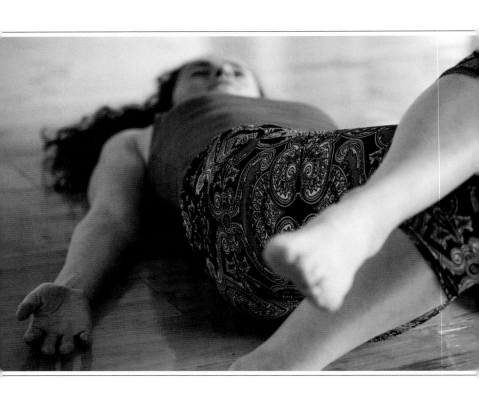

Hoy vas a darte cuenta de cuánto esfuerzo empleas para hacer las cosas. Por la repetición constante, ya no somos conscientes de la cantidad de esfuerzo que usamos en las actividades de la vida cotidiana. Y es justamente eso lo que muchas veces nos desgasta. Así que hoy vamos a mirar en detalle cómo hacemos lo que hacemos en términos de esfuerzo.

Coloca la alarma cada dos horas, con el recordatorio:

Me muevo con el mínimo esfuerzo y la máxima eficiencia.

Sea lo que sea que estés haciendo cuando suene la alarma, no te detengas, y date cuenta de si estás realizando un esfuerzo innecesario en alguna parte de ti para llevar a cabo esa actividad. Y si es así, suelta lo que puedas de ese sobreesfuerzo.

Digamos por ejemplo que la alarma suena mientras te estás lavando los dientes. Observa con cuánta fuerza agarras el cepillo; tal vez lo mueves con un vigor innecesario.

¿Cómo sujetas el volante mientras conduces?

¿Haces mucho esfuerzo con el cuello o la cintura mientras estás sentado?

Cualquier actividad es buena para que empieces a soltar los esfuerzos innecesarios y seas más eficiente. Ese es el objetivo en cualquier cosa que hagamos.

Anota todo lo que observes en tu diario.

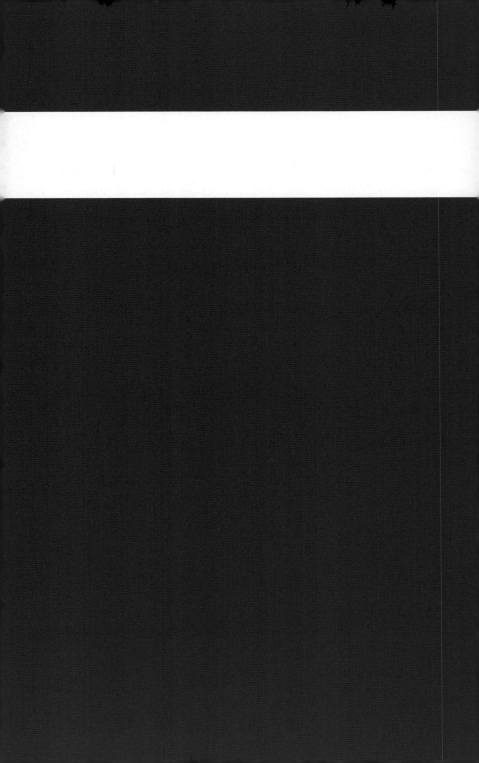

Día 6

El verdadero soporte

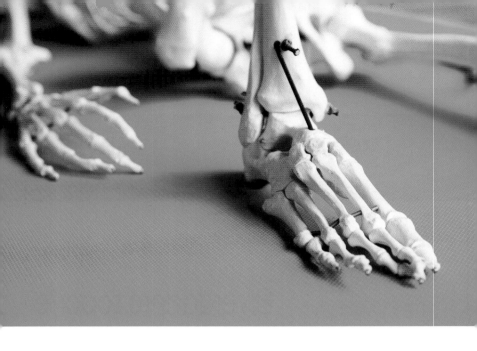

Hoy nuevamente vas a realizar una tarea de autoobservación, esta vez con una intención muy clara: conectar con el soporte esquelético.

Coloca la alarma cada dos horas con la leyenda:

Siento cómo mi esqueleto me sostiene.

Y cada vez que suene, para lo que estés haciendo, cierra los ojos y dedica treinta segundos a sentir tu soporte esquelético.

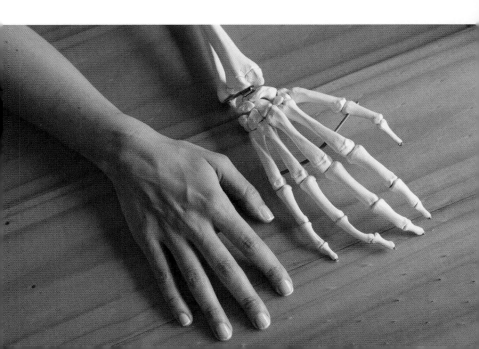

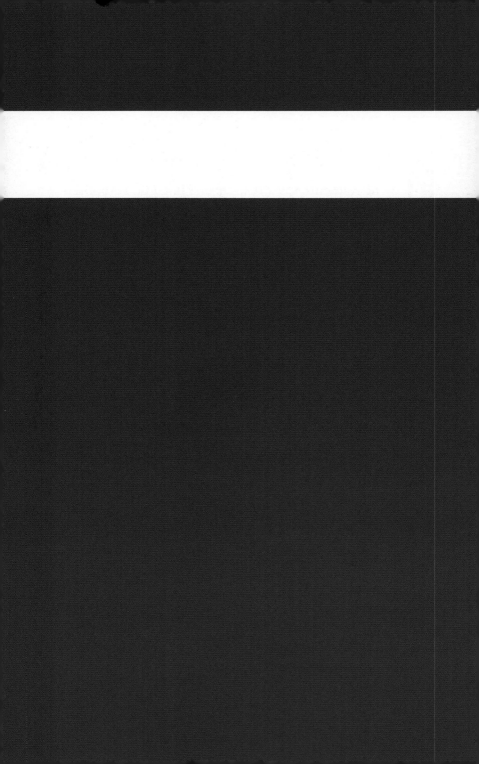

El sistema que
tú eres

E n esta clase vas a reconocer las conexiones esqueléticas entre la pelvis, la columna y las costillas. Esto te va a permitir reforzar la experiencia de vivirte y pensarte a ti mismo como un sistema.

Estos movimientos además te van a ayudar a suavizar la espalda y los hombros. Mientras llevas a cabo la práctica, ten en el fondo de la mente la intención de descubrirte como el sistema que eres.

Para realizar la sesión, ve a tu espacio privado con la colchoneta y acuéstate boca arriba. Nuevamente evoca la sensación que quieres para ti esta semana.

Siente cómo se apoya la pelvis en el suelo. Observa cómo está la columna en el coxis y el sacro. Siente cómo está la cintura. Percibe la parte media y la parte alta de la espalda. Nota qué forma adopta el cuello.

Dobla las rodillas y apoya los pies en el suelo con las rodillas apuntando al techo. Empuja con ambos pies el suelo y levanta la pelvis, alta pero cómoda, en el aire y bájala. Al levantar la pelvis, siente cómo se van elevando una a una las vértebras de la columna. El coxis y el sacro por supuesto, que están unidos a la pelvis, pero también más allá. ¿Hasta dónde sientes que hay movimiento en la columna?

Descansa.

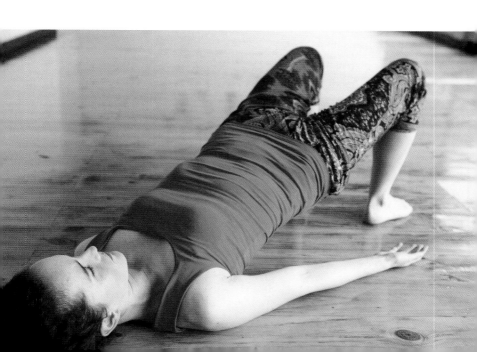

Levanta nuevamente la pelvis y bájala, observando ahora a dónde se va el peso en la parte alta de ti. No te esfuerces; levántala hasta donde sea fácil observando cómo es. Hazlo de tal modo que te sientas como tú te quieres sentir. Deja la pelvis en el aire y muévela a la derecha y de regreso al centro, varias veces, sin bajarla. Luego bájala y hazlo otra vez. Traslada la pelvis a la derecha sin girarla. Imagina que tu pelvis es una bandeja y tienes apoyada una copa en ella que no quieres tirar, y muévela a la derecha así. Bájala cuando lo necesites y vuelve a hacerlo. Para y descansa. ¿Cómo sientes un lado y otro de tu espalda?

Ahora haz lo mismo a la izquierda, prestando mucha atención a cómo lo haces, sintiendo las diferencias. Baja la pelvis y descansa.

Con los pies bien apoyados en el suelo, una vez más sube la pelvis, déjala arriba y trasládala a la derecha y a la izquierda. ¿Cómo viaja tu peso a través de ti mismo? Sigue con tu atención el viaje del peso desde que levantas la pelvis, cómo se eleva cada vértebra, y luego qué sucede cuando te mueves con la pelvis a la derecha y a la izquierda. Descansa.

Apoya los pies en el suelo con las rodillas apuntando al techo. Levanta la pelvis y con ella cada vértebra de la columna y bájala. ¿Cómo es ahora?

Quédate con la pelvis arriba y alarga los dos brazos hacia el techo. En esa postura, empieza a alargar aún más el brazo derecho, despegando un poco el hombro derecho del suelo, y haz que regrese. Los brazos quedan todo el tiempo apuntando al techo, solamente alargas más el derecho y lo bajas, varias veces.

Haz el mismo movimiento más corto y más rápido, como si quisieras percutir el suelo con el hombro.

Bájalo todo y descansa. ¿Cómo sientes el hombro derecho? ¿Y el izquierdo? ¿Cómo se apoya un lado y otro de la espalda en el suelo?

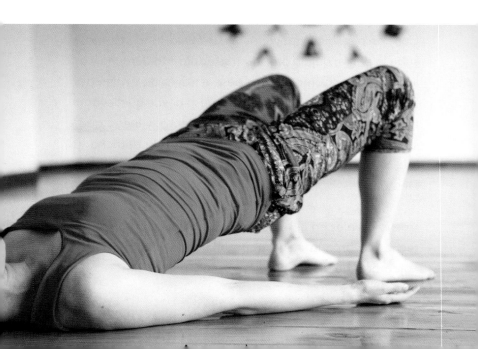

Una vez más levanta la pelvis, lleva los brazos al techo y empieza a alargar el brazo izquierdo. Levanta un poco el hombro izquierdo y con él todo el brazo hacia el techo y devuelve el hombro a su lugar, sin bajar el brazo al suelo. Hazlo más corto y más rápido, como rebotando el hombro en el suelo. Bájalo todo y descansa boca arriba.

En la misma posición, con la pelvis y los brazos arriba, alarga una vez el brazo derecho, haz que regrese al centro y luego alarga el brazo izquierdo. Y ve así, alargando uno y otro varias veces. Y hazlo un poquito más rápido. Bájalo todo y descansa boca arriba. ¿Cómo te apoyas en el suelo en este momento? Rueda la cabeza a la derecha y a la izquierda.

Dobla las rodillas y apoya los pies en el suelo. Levanta la pelvis y con ella la columna, vértebra a vértebra, como si fueran los eslabones de una cadena. Y cuando desciendas, baja las vértebras una a una y finalmente la pelvis. ¿Cómo es hacer esto ahora? ¿Más fácil? Puedes diferenciar ahora aún más el movimiento de cada vértebra. Siente cómo la pelvis se conecta con la columna. Date cuenta de cómo cada vértebra se conecta con la anterior y con la que sigue. Observa cómo las costillas participan en este movimiento. Nota también cómo se involucran los omóplatos. ¿Qué ocurre con tu respiración? Siéntete en el movimiento.

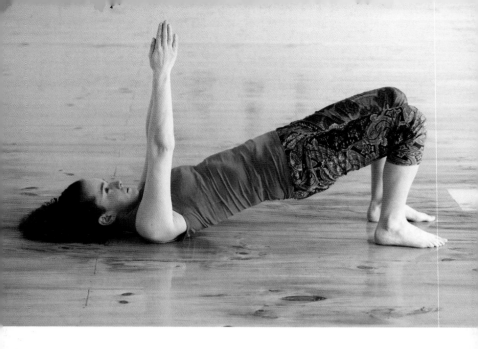

Déjalo todo y descansa boca arriba. Percibe cualquier cosa que sea distinta en la manera en que estás en el suelo ahora.

Ponte de pie. ¿Cómo está la pelvis? ¿Cómo está la columna? Camina y disfrútate. Piensa en la sensación que querías para ti en esta semana. ¿Está presente?

TERCERA SEMANA

ADAPTARTE A LOS CAMBIOS: MOVIMIENTO CREATIVO

Inteligencia es la habilidad de adaptarse a los cambios.
STEPHEN HAWKING

QUÉ ES LO QUE REALMENTE QUEREMOS MEJORAR

Piensa ahora, ¿qué es lo que quieres mejorar? Puede ser la postura, una habilidad, la facilidad con que haces algo o un comportamiento. Para llegar a esa mejoría, algo seguramente debes cambiar. Pero cambiar, muchas veces, no es tan fácil. Sabes que no puedes seguir haciendo lo mismo, pero primero tienes que entender profundamente qué quieres cambiar. Y luego, y lo más importante, cómo hacerlo.

En el reino del cuerpo en movimiento, cómo nos movemos responde a nuestro *patrón de organización*.

Si tienes un dolor o una molestia particular, digamos en la cintura, generalmente tu foco de atención va a ese lugar. Tu atención se clava en la zona que te molesta, y esa molestia empieza a teñir toda tu vida. Si vas a recibir tratamiento médico tradicional, muchas veces el enfoque del profesional también está solo en esa zona. En el caso de la cintura, te dirán que la fortalezcas y te darán ejercicios para esa zona. Eso tiene su porqué, pero es un abordaje en el que no se te atiende de manera sistémica, en el que tú no te piensas como el sistema que eres (como vimos en el capítulo anterior).

Estos abordajes pueden solucionar el síntoma, pero no la causa real de la molestia, que rara vez está en una zona en particular. La cintura, por ejemplo, es una de las zonas más vulnerables de la columna porque es muy movible. La columna claramente es un sistema. Como te dije antes, puedes pensar en ella como una cadena de eslabones, o como un collar de perlas. Lo que suceda con cada una de tus perlas afecta a las otras. Si, por ejemplo, no mueves las vértebras dorsales (muchas personas hacen esto por tener el pecho rígido), las lumbares se van a ver obligadas a hacer doble trabajo, que a la larga las va a desgastar y provocar molestias. De ese modo, si no aprendes a mover el pecho, tu cintura seguirá sufriendo más tarde o más temprano.

Para hacer posible un cambio que te conduzca a una vida mejor, tienes que atender a la manera en que todo tú te mueves, a tu patrón de organización. Debes acceder al movimiento creativo.

El patrón de organización se manifiesta en tus actividades. No es una cosa fija, estática, sino que se va creando y reforzando con la manera en la que acometes cada una de tus actividades, y, por supuesto, con las actividades que realizas repetitivamente.

Obviamente, no todos nos movemos igual. Podemos llevar a cabo las mismas acciones —caminar, sentarnos, levantar un brazo...—, pero cada uno lo va a hacer respondiendo a su patrón único de organización. Si ves a un amigo caminando por la calle, lo identificas inmediatamente, incluso sin verle la cara, porque la forma en la que se mueve lo delata. Lo que ves para saber que tu amigo es tu amigo, es su patrón de organización.

Como te decía en el capítulo anterior, el patrón de organización de un sistema es la totalidad de conexiones entre los elementos sistémicos. Al moverte, esto incluye qué músculos usas más, cuáles usas menos, la manera en que respiras, la forma que adopta tu columna en cada zona, la posición en que está tu pelvis, las conexiones neuronales que se activan en el movimiento, etc. Tu patrón te acompaña en todo lo que haces, y es la razón por la cual algunas zonas de ti se desgastan con el sobreuso y otras se debilitan por no incluirlas en tu accionar. Cómo decía Norbert Wiener:[1] «No somos materia perdurable, sino pautas que se perpetúan a sí mismas».

Tu patrón no es tu postura, aunque tu postura responde a tu patrón. Tampoco es una parte de tu cuerpo. Son todas las relaciones internas que hacen que adoptes esa postura. Es la manera en que se vincula internamente la trama que tú eres. No es lo que haces, es cómo haces lo que haces.

¿Has visto como hay personas que, por ejemplo, siempre se lesionan el mismo tobillo? Se lo curan, y al tiempo, otra lesión. ¿Por qué? Porque no han cambiado su patrón, solamente han trabajado sobre algunos músculos. Perpetúan su patrón. Pero eso no es necesario.

Veamos ahora cómo se crean estos patrones.

Muchos de los patrones aparecen en la primera infancia, cuando aprendimos a ponernos de pie y caminar, como vimos en el capítulo sobre el intervencionismo. Algunas veces, copiamos a nuestros padres su manera de moverse, y así «heredamos» sus patrones.

---

1. Norbert Wiener (1894, EU-1964, Suecia) fue un matemático estadounidense, conocido como el fundador de la cibernética. Acuñó el término en su libro *Cibernética o el control y comunicación en animales y máquinas*, publicado en 1948.

Pero también se crean con las actividades que repetimos todos los días. Hace tiempo, tuve una sesión con un percusionista. Acostado boca arriba en la mesa de trabajo, seguía manteniendo las manos abiertas y alargadas, como si fuera a percutir algo. En esa posición, no solo es innecesario tener las manos así, sino que genera tensión extra en los hombros y el cuello. Tensión con la que él vivía todo el tiempo. Los accidentes u operaciones también nos influyen. Horacio se rompió una pierna. Durante su recuperación, aprendió a poner la mayoría de su peso sobre el otro pie. Después de recuperarse, seguía con el peso cargado a un solo lado: un nuevo patrón se había instalado.

También si tenemos una emoción muy fuerte, esta puede determinar que adoptemos cierta postura, y si no se canaliza la emoción, se convierte en patrón también. Si alguien ha sufrido un duelo, por ejemplo, una de las características físicas que se pueden observar es una respiración corta, apenas suficiente. Si la persona mantiene esa forma de respirar demasiado tiempo, va a convertirse en hábito, y ese respirar va a hacer más difícil que se reponga emocionalmente.

Así que, como ves, hay muchísimos factores. Pero más importante que saber cómo se creó un patrón es entender cómo se corporiza hoy y cómo modificarlo para que accedas a tu potencial. Para eso hay que estudiarlos. Aceptarlos, quererlos y desenmarañarlos. Como dice Capra: «Los patrones no pueden ser medidos ni pesados; deben ser cartografiados. Para comprender un patrón debemos cartografiar una configuración de relaciones. En otras palabras: estructura implica cantidades, mientras que patrón implica cualidades».[2]

2. *La trama de la vida*, Fritjof Capra. Anagrama, 2000, pag 99.

El estudio de tu patrón, el estudio de tus relaciones internas, es vital para apoderarte de tu cuerpo. Te caracteriza, está activándose todo el tiempo, y, a veces, lo confundes contigo mismo. Sin embargo, tú no eres tu patrón; él solo es cómo te has movido todos estos años, una de tus características como ser vivo, que consiste en moverte en redes. Tú eres quien observa ese patrón. Nuevamente, los patrones no suceden en los músculos, suceden en el sistema nervioso.

El sistema nervioso se organiza a sí mismo de muchas maneras.[3] La que nos interesa a nosotros ahora es el nivel de organización en el que las neuronas no solo se conectan entre sí en una región delimitada con una función concreta, sino qué diferentes regiones se conectan entre sí para dar lugar a actividades más complejas. Esto es lo que se conoce como redes neuronales, cuyo estudio se remonta a hace apenas una década. Hay mucho del cerebro que aún desconocemos, debido a su complejidad y a la cantidad de información que alberga. Sin embargo, gracias a los nuevos métodos de investigación y mapeo de este órgano, sabemos que existe algo llamado conectoma,[4] que es toda la red de conexiones entre las

---

3. Actualmente podría decirse que existen tres niveles o escalas de organización del sistema nervioso que no son mutuamente excluyentes y cuya función es interdependiente: la que divide al sistema nervioso en sistema nervioso central (SNC) y sistema nervioso periférico (SNP; Paxinos, 1990); la que divide a éstos en subregiones delimitadas anatómica o funcionalmente (Nieuwenhuys, Voogd y van Huijzen, 1988; Posner, 1988); y la que considera que el sistema, especialmente el SNC, es una red de redes más que un conjunto de subregiones con una única y determinada función (Seung, 2010; Sporns, 2011).
4. Seung, S. (2010) *TED Talk: I am my connectome*: http://www.ted.com/talks/sebastian_seung

neuronas, donde podrían encontrarse las respuestas sobre la identidad de una persona, sus memorias y su personalidad. El conectoma es una intrincada red que se asemeja al diagrama electrónico de un aparato, con la diferencia de que el conectoma se halla en constante cambio y es modificado por nuestras experiencias. Hoy sabemos que el conectoma cambia de cuatro maneras: la *reponderación*, es decir, el cambio en la fuerza entre las conexiones neuronales; la *reconexión*, o la creación por completo de nuevas sinapsis (conexiones) y la eliminación de antiguas; la *reconfiguración*, esto es, el crecimiento o reducción de estas «ramas» neuronales, y la *regeneración*, o la creación o eliminación de neuronas.[5]

Hasta hace algunos años, se creía que la reconexión se detenía al llegar a cierta edad, pero hoy existe evidencias de lo contrario. De igual manera, la reponderación nunca se detiene, y es por eso por lo que podemos seguir aprendiendo cosas nuevas sin importar la edad que tengamos. Aunque hay todavía muchas interrogantes sobre el conectoma, lo que sabemos de él hasta el momento nos plantea un escenario muy interesante, pues demuestra que no somos seres estáticos en lo que se refiere a nuestro cerebro y a la capacidad de aprender. Así pues, tu patrón de organización, que es único para

5. Sobre el tema del conectoma, leer: Seung, Sebastian. *Connectome: How the Brain's Wiring Makes Us Who We Are*. Houghton Mifflin Harcourt, 2012. También es recomendable esta entrevista de Ian Sample a Sebastian Seung para *The Guardian*: http://www.theguardian.com/technology/2012/jun/10/connectome-neuroscience-brain-sebastian-seung . Finalmente, visitar la página del *Human Connectome Project*, iniciativa de un consorcio de 36 investigadores en 11 instituciones que están mapeando el conectoma humano, usando una muestra de 1.200 adultos desde 2010, y que está publicando sus resultados de manera gratuita a intervalos regulares para que la comunidad científica internacional pueda profundizar en esta investigación: http://human-connectome.org/

ti, puede cambiar y evolucionar a partir de tus experiencias de vida.

Para movernos mejor, por tanto, el secreto está en ser capaces de reconocer, afinar y mejorar ese patrón para que nos sirva más a nosotros mismos.

La meta no es establecer un patrón único y fijo de movimiento, sino tener opciones de tal modo que puedas reconocer qué es sano para ti y qué no lo es. Así recuperas tu poder sobre tu postura y tu salud.

Tu patrón, a la vez, está formado por varios patrones que pueden aparecer según las diferentes actividades. Voy a hablar de patrón en singular, pero ten esto presente.

¿POR QUÉ ES TAN DIFÍCIL CAMBIAR?

Heráclito decía que el cambio es el fundamento de todas las cosas. Sin embargo, ¿por qué es tan difícil cambiar? Estoy segura de que has tenido la experiencia de cambiar o adquirir un nuevo hábito, y que no fue nada fácil. Y a la vez, sientes cómo todo a tu alrededor se transforma, y tienes que adaptarte a ello, y lo haces a cambios internos y externos a gran velocidad.

Queremos modificar los patrones de organización, pero su característica principal es que se repiten. Y se repiten. Se perpetúan en el tiempo tanto que finalmente crees que eres así.

Tengo una amiga que vive en Bogotá. Su padre tiene setenta y ocho años, y es muy activo. Les gusta mucho ir los fines de semana a Villa de Leyva, un lugar encantador y mágico cerca de la ciudad. Sin embargo, hace un par de años tuvieron que dejar de ir. Villa de Leyva es un pueblo empedrado, casi no hay aceras planas. Y el padre de mi amiga ya

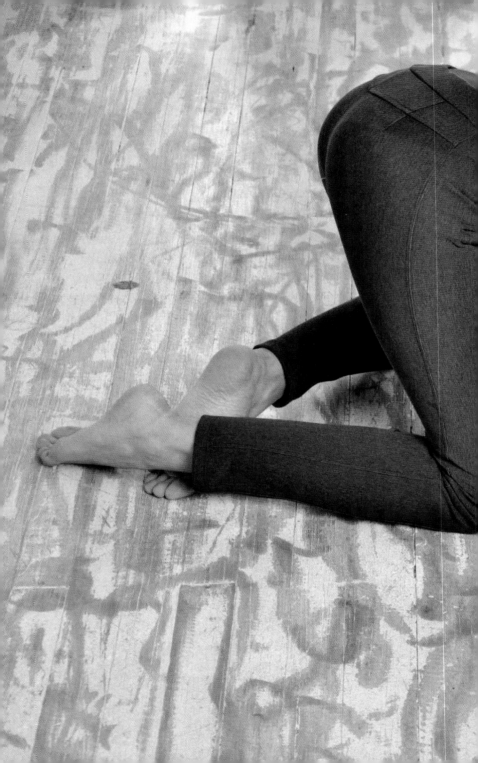

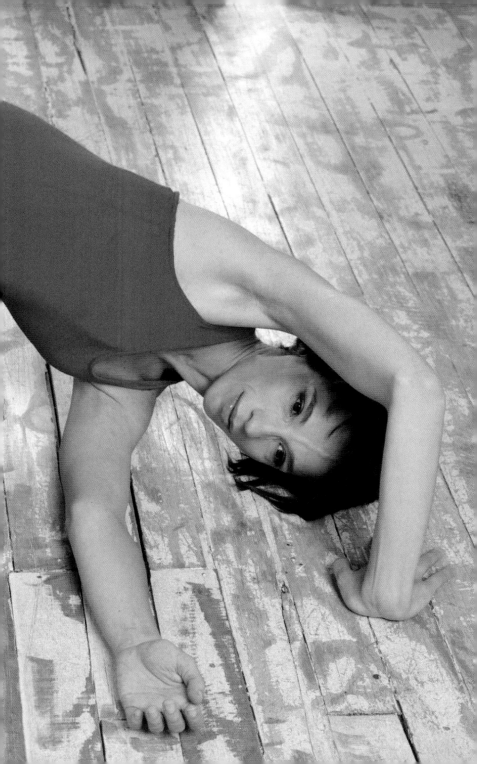

no puede caminar en esa superficie. Sus pies y tobillos no se pueden adaptar a un terreno irregular. Su forma de caminar, entrenada en las superficies planas de la ciudad, ya no le sirve cuando le cambian el terreno, y eso lo limita a la hora de hacer lo que le gusta.

Así son nuestros patrones. Nos sirven en ciertas circunstancias durante un tiempo, pero luego, cuando queremos hacer algo novedoso, ya no nos sirven, y tenemos que cambiar. El padre de mi amiga es un ejemplo simple, pero que ilustra lo que nos sucede a todos frente a los patrones en todos los ámbitos de la vida.

Cuando Xóchitl llegó a mi oficina, estaba muy angustiada. Me dijo que por la noche no podía dormir sobre el lado izquierdo porque se ahogaba. Además, tenía mucho dolor en el brazo izquierdo. Había visitado a un cardiólogo, a un otorrinolaringólogo, a un gastroenterólogo, a un psicólogo y a un psiquiatra, y nadie podía darle una explicación, menos aún una solución.

Estaba muy preocupada porque creía que podía morir ahogada durante la noche. Todos los doctores le decían que no tenía nada, así que decidió probar algo diferente, y acudió a mí. Observé que caminaba y se paraba con el lado izquierdo recortado. Es decir, el hombro y la cadera izquierdos estaban más cerca uno de la otra que los del lado derecho. Como si estuviera doblada a la izquierda. Pensé que tal vez su postura tenía algo que ver con esos ahogos nocturnos. Así que trabajé con ella para que reconociera que su lado izquierdo estaba recortado y aprendiera a alargarlo, dándole espacio a los pulmones al recuperar la movilidad del pecho. Cuando terminó la sesión, estaba más simétrica y equilibrada.

Xóchitl pudo entender cómo su patrón de organización era tan fuerte que incluso lo mantenía al dormir. Lo que hicimos fue cartografiarlo, por lo que pudo ser consciente de que la manera en que estaba doblada todo el tiempo la comprimía y le impedía que sus pulmones pudieran hacer su trabajo, dándole esa sensación de ahogo.

Xóchitl se fue muy contenta de poder encontrar un sentido y con él una solución a lo que sentía. Tras aquella sesión, durmió la noche entera y su esposo le dijo que ni siquiera había roncado.

Los patrones surgen en un momento de la vida con un sentido. No son malos, no son buenos. En el momento que surgen, tenían sentido. El problema viene cuando empiezan a dejar de tenerlo y no disponemos de más opciones. Nos estancamos, y perdemos poder. Cuando tienes una sola opción, pierdes creatividad.

¿Por qué es tan difícil cambiarlos? Porque así es tu biología. No es que no quieras, no es que seas vago, no es que no tengas voluntad. Hay motivos biológicos, por lo que es difícil.

Recuerda que para cambiar el patrón tienes que modificar la forma en que el sistema nervioso se organiza a sí mismo. Y el sistema nervioso tiene una característica: busca regularidades. Según Humberto Maturana, esto es una característica de los sistemas vivos: el determinismo estructural. Los seres vivos están determinados en su estructura.[6]

El determinismo estructural establece que las perturbaciones que puede sufrir un sistema al interactuar con el ambiente dependen exclusivamente de la dinámica de

---

6. *El árbol del conocimiento*, Humberto Maturana y Francisco Varela, Editorial Universitaria, pág. 64.

interacciones que le permite su estructura y que de ninguna manera serán especificados o definidos por el agente ambiental que efectúa la perturbación.

El determinismo estructural es lo que hace que creemos patrones, que busquemos regularidades. Al cerebro le gustan los patrones, los crea, los reproduce y los busca fuera. Eso de alguna manera crea una resistencia interna al cambio.

Afortunadamente, esa no es la única característica que tiene el sistema desde el enfoque de Humberto Maturana. Los sistemas también se pueden acoplar estructuralmente a su entorno.[7] ¿Que quiere decir esto? Con los estímulos adecuados pueden cambiar, pero no como alguien del exterior quisiera, sino como la estructura del sistema lo decida.

Dice Capra: «Organismos distintos cambian de modo diferente, y a lo largo del tiempo cada organismo forma su único e individual camino de cambios estructurales en el proceso de desarrollo».[8]

Así, tu biología te devuelve el poder de cambiar. A ti. No a un experto externo que diga cómo. En las características biológicas de tu sistema nervioso yace la vía para recuperar tu poder.[9]

Pero no somos solo biología. También somos el ser profundo que estudia esa biología, que cartografía los patrones y que es capaz de modificarlos para expresarse mejor en el

7. *El árbol del conocimiento*, Humberto Maturana y Francisco Varela, Editorial Universitaria, pág. 64.
8. *La trama de la vida*, Fritjof Capra. Anagrama, 2000. pág. 278.
9. Para conocer las leyes sistémicas que se aplican también al sistema nervioso, te recomiendo el libro *Habitar Humano*, Humberto Maturana y Ximena Dávila.

mundo. Somos capaces de darnos cuenta de cómo hacemos lo que hacemos, y de modificarlo. No solo sabemos; sabemos que sabemos. Eso es lo fundamentalmente humano. Como señalaba Santiago Ramón y Cajal: «Todo ser humano, si se lo propone, puede ser escultor de su propio cerebro».

¿CÓMO ACCEDEMOS A NUESTRA CAPACIDAD DE CAMBIO?

A los patrones hay que cartografiarlos. Eso ya lo sabes. Buscamos mapas de rutas, no algo concreto.

¿Cómo se forja un patrón? Imaginemos que tu visión no es muy buena. Debido a ello, aprendiste a llevar la cabeza hacia el frente para ver, comprimiendo las vértebras a la altura del pecho. Esto puede hacer, por ejemplo, que el pecho se hunda, la pelvis se adelante y el peso se vaya a los bordes internos de los pies. Todo eso, y mucho más, es el patrón. Se trata de qué muevo y qué no muevo, qué tenso y qué no uso para nada. Y la cartografía la hemos estado haciendo a lo largo de las dos semanas pasadas, y la seguiremos haciendo. En cada clase en la que llevas la atención a ti mismo para ser más consciente de cómo te mueves, completas, afinas ese mapa.

Una vez que conoces el territorio en el que estamos explorando, que te conoces más a ti mismo, para acceder al movimiento creativo, introducimos variaciones.

Es decir, nos movemos de manera novedosa, estimulando así al cerebro y entrenándonos para ser más adaptables.

Antes te conté que Rodolfo Llinás[10] afirma que tenemos cerebros para movernos, y que la finalidad última de cualquier comportamiento es el movimiento. En este contexto, «nuevos movimientos» significaría «nuevos comportamientos» o,

---

10. Daniel Wolpert (Wolpert, 2011) también lo plantea.

dicho de otra manera, para comportarnos de manera diferente tendríamos que movernos de manera diferente. Aquí quiero hacer una reivindicación del movimiento inteligente. Hoy por hoy hay una moda del ejercicio para estar en forma que desvirtúa la finalidad principal del movimiento, que a mi entender es crear comportamientos nuevos, más creativos y asertivos, que tiendan un puente entre los mundos internos y externos, ayudando a recrear ambos.

Realizar movimientos novedosos potencia nuestra capacidad para adaptarnos con más facilidad a los cambios del entorno que requieren que actuemos de diferentes maneras. Así que esta semana vas a cartografiar tu patrón de este momento y a la vez hacer movimientos novedosos, para modificar tu patrón y al mismo tiempo habilitar nuevos comportamientos. Las variaciones te estimulan, despiertan y activan tu creatividad. Recuerda que el patrón es dinámico y esta semana vas a poder darte cuenta de sus virajes.

Percibir los efectos que cada variación tiene en ti te ayuda además a entrenarte a ti mismo para reconocer qué es sano para ti y qué no, al ser capaz de identificar las resonancias en ti de cada movimiento/comportamiento en cuanto empiezan y ajustarte en ese momento sin tener que esperar a que aparezca la molestia o la lesión. Las variaciones te devuelven el poder de elegir sobre tu cuerpo.

Cuando te das cuenta a través de la novedad de que el cambio está implícito en ti todo el tiempo, es más fácil adaptarte a él. Descubres que los cambios inesperados que vienen de fuera ya no son tan amenazantes y puedes adaptarte a ellos con más facilidad. Empiezas a buscar la novedad por diversión, ya no la evitas. Conectas con tu creatividad y te sientes más vivo. Conectas con tu movimiento creativo.

INSPIRACIÓN REAL: EL CASO DE ESTELA

Cuando emprendes el camino del movimiento creativo, no sabes a dónde te puede llevar. Lee en las propias palabras de Estela, nuestra alumna en la formación Feldenkrais Colombia, cómo el método la ayudó a promover cambios y adaptarse a ellos:

> Gracias al método Feldenkrais he logrado la reconciliación con mi autoridad interior y emprendí este hermoso proceso de potenciar la escucha de mí misma y así estar más capacitada para tomar decisiones auténticas y afrontar los cambios que estas elecciones generan.
>
> Conocí el método en medio de una intensa crisis de angustia y ansiedad a fines de 2011: mi trabajo de profesora de lengua se agotaba como fuente para nutrir mi creatividad. Pese a tener estabilidad económica, sentía que con mi fuerte tendencia a la racionalización me cerraba las puertas para hacer realidad la vida de mis sueños, al tiempo que sabía que la angustia me señalaba precisamente lo que necesitaba para, por lo menos, entornar la puerta y animarme apenas a soñarla.
>
> Cuando conocí la definición de salud que da Moshe Feldenkrais, según la cual una persona sana es aquella que se atreve a vivir de acuerdo con sus sueños más inconfesados, decidí que quería ser eso: un ser humano que ahora reconoce mejor cuándo activa patrones y hábitos, que es capaz de escuchar cuándo empieza a hablar la voz desde el

temor, y que aprende a dialogar con el placer, el cuidado y el amor sin dolor.

Gracias a Feldenkrais respiro más y puedo identificar el tipo de pensamiento que me deja sin aire. En las clases con Lea aprendí que puedo sentir determinadas emociones sin necesidad de imponerles un contenido. Ella me ha brindado claves para darme a mí misma un trato de amor y cuidado, y para abordar mis emociones desde el movimiento suave y, sobre todo, libre de juicio; un movimiento verdaderamente libre, juguetón y curioso, un movimiento creativo. Siento que es una bendición tener en mis manos la escucha atenta para re-educarme día a día y así construirnos una vida digna.

Desde hace muchos años he estado trabajando con mis angustias, mis dependencias, mis ansiedades y mis miedos. A través de diversos métodos, disciplinas, técnicas y tecnologías busqué sentirme mejor y poder articular ese abismo que percibía entre el hacer y el pensar, por no hablar de la disociación entre el sentir y el pensar. Y si bien la terapia reicheana y la bioenergética me abrieron las puertas a Feldenkrais, nunca había experimentado el poder transformador que tiene el movimiento autoconsciente en comparación con el uso de mi herramienta favorita, que era la palabra. Con la palabra sola puedo hacerme trampas, es más fácil mentirme y enredarme en mil y un pensamientos; pero con el movimiento lento, suave y atento siempre obtengo la certeza de que una mejor calidad de vida es posible.

Así fue como empecé a asistir a clases regulares de Feldenkrais en las que aprendí, por ejemplo, que si mi pierna parece pesar toneladas al querer levantarla unos milímetros del suelo, después de una serie de movimientos pesa mucho menos, aun cuando los movimientos que hice alrededor de ella fueron mínimos. Esto lo relaciono con cómo muchos proyectos creativos que deseaba hacer pueden «pesar» menos de lo que sentía que pesaban. Desde entonces, Feldenkrais me brinda múltiples herramientas para adaptarme a los cambios que generé en mi vida.

Al modificar el modo de vincularme conmigo misma, cambió el modo en el que me vinculo con los otros, tengo más conciencia de los efectos de mis cambios y puedo estar más atenta a la escucha de los demás. Me siento muy contenta en la senda de la evolución y sueño con una sociedad en la que los cambios y la flexibilidad sean celebrados y valorados.

ESTELA SABRINA,
Argentina

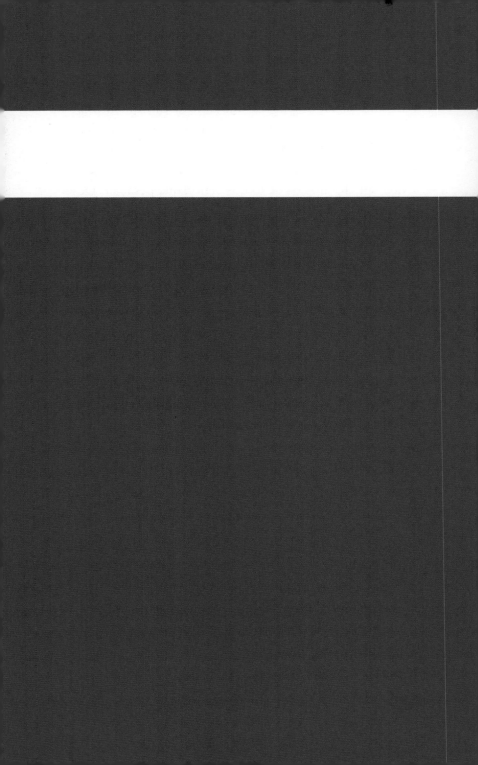

Día 1

La cartografía
de ti mismo

Vamos a empezar esta semana explicitando la cartografía de ti mismo que, sin habértelo dicho antes, has estado trazando. Así que hoy vamos a revelar ese mapa. Aquí tengo que hacerte una advertencia importante: vas a encontrar cosas que no te gustan. La cartografía es como si entraras en una habitación oscura y encendieras la luz. Vas a ver lo que está ordenado y bonito, y lo que está sucio y no tan agradable a la vista. Cuando sea así, recuerda: la única manera de mejorar es ver lo que hay. El poder transformador de la mirada sin juicio es enorme; por eso mira tus patrones así, sin juicio, con amor y respeto. Ellos te han traído hasta aquí, tienes mucho que agradecerles. Y ten siempre presente que tú no eres tus patrones. Ellos no determinan tu valía ni tu autoestima. Al contrario, porque te amas tienes la valentía de mirarlos y agradecerles.

Hoy elige tres de las prácticas de movimiento que has hecho las dos semanas anteriores. Una que sea muy fácil para ti, otra que sea menos fácil y otra que haya sido aún menos fácil.

Haz la sesión fácil por la mañana y, cuando termines, escribe todo lo que hayas podido observar de la manera en la que te mueves. No lo juzgues, solo date cuenta y escríbelo.

Por la tarde haz lo mismo con la práctica que fue un poquito menos fácil. Y por la noche con la que lo fue aún menos.

Compara tus escritos. ¿Cuáles son las maneras que repetiste a lo largo de las tres sesiones? Esto te va a empezar a dar las claves para hacer la cartografía de tu patrón.

Es probable que en este punto, más que un mapa, tengas posiciones aisladas. Eso está bien, todos empezamos ahí. Poco a poco vas a ir afinándolo y percibiendo más y más cosas.

Puedes volver a este ejercicio con todas las prácticas que quieras, cuando lo desees.

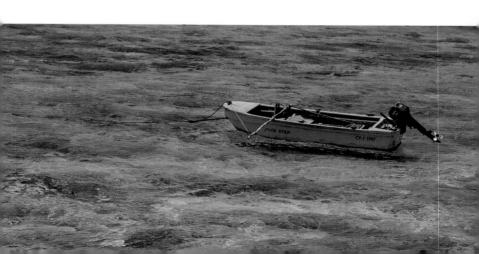

Día 2

Variaciones en la columna

TERCERA SEMANA

En la sesión de hoy vamos a empezar a introducir variaciones en movimientos que hacemos muchas veces a lo largo del día. En particular, el que realizamos para girar la columna. Esta es una de las funciones de movimiento básicas de la columna, y sin embargo, la que mucha gente pierde, por no diferenciar cada vértebra.

Lee en tu diario la tercera sensación que quieres para ti. Sobre esa sensación vas a trabajar en esta ocasión.

Así que vamos a hacer algunos movimientos creativos para que gires mejor. Recuerda que lo más importante es que puedas sentir las diferencias. Otra vez necesitas una silla con un asiento firme y sin posabrazos.

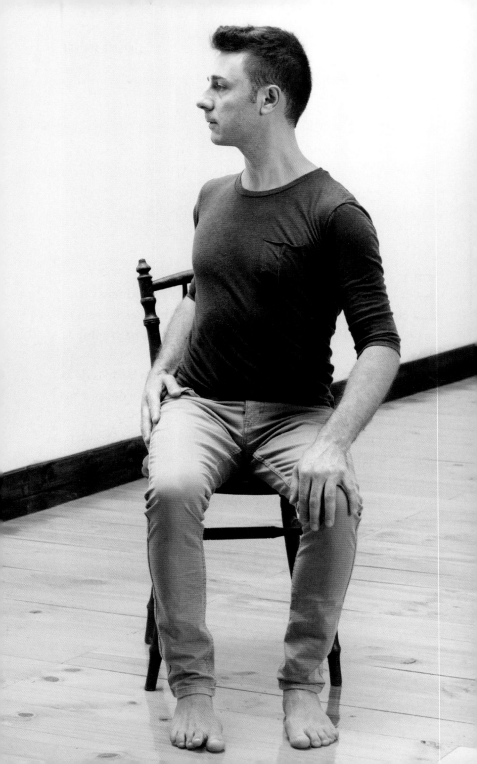

Siéntate en el borde del asiento y gira para mirar a la derecha. ¿Cómo haces para girar? ¿Qué partes de ti participan? Gira ahora solamente la cabeza y los hombros a la derecha, y regresa. Ve lento y suave, sin forzar.

Quédate un poco girado a la derecha. Deja ahí los hombros y mueve la cabeza al centro y otra vez a la derecha, mientras los hombros se quedan todo el tiempo hacia el lado. Haz esto con la cabeza varias veces, dejando los hombros. ¿Cómo lo haces? Siente el movimiento de las vértebras del cuello y las de la zona alta de la espalda. Regresa al centro y camina un poco para descansar.

De pie, gira a la derecha, dejando los pies donde están. ¿Cómo es ahora? Quédate hacia la derecha. Deja ahí la cabeza y ahora regresa con los hombros al centro. Ve lento, para que te asegures de que la cabeza se queda a la derecha y regresas únicamente con los hombros al centro y otra vez a la derecha.

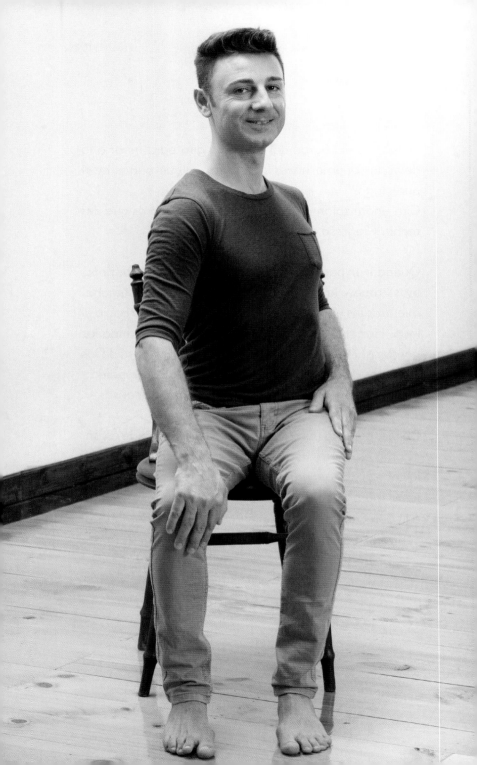

Vuelve a mirar al frente con la cabeza y los hombros. Mueve solamente la cabeza a la derecha. Al momento en que regresas con la cabeza, lleva los hombros a la derecha. Y ve así, moviendo los hombros y la cabeza en sentido opuesto. ¿Cómo haces esto? Percibe cómo unas vértebras se mueven en una dirección y otras en la dirección opuesta. Deja eso.

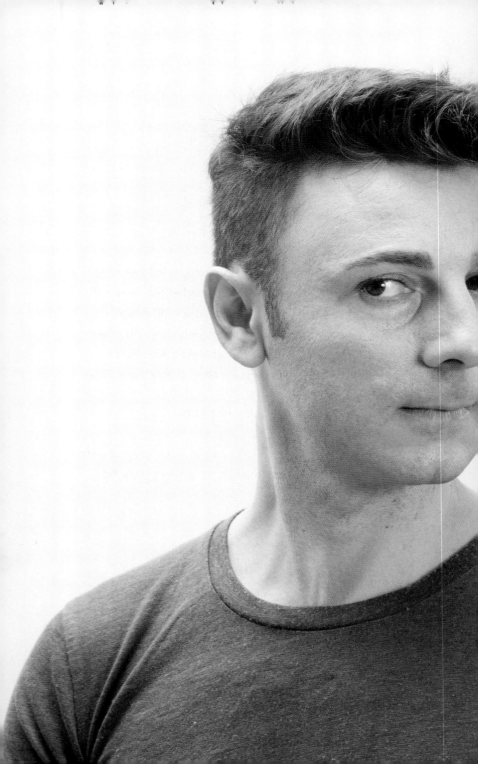

Ahora empieza el movimiento desde los ojos. Mueve los ojos a la derecha, llévalos a la cabeza y a los hombros. Ahora mueve los ojos a la derecha y la cabeza a la izquierda. Tómate el tiempo que necesites para coordinar esto.

Déjalo todo y descansa.

Sentado en el borde del asiento, gira a la derecha. ¿Cómo es ahora? ¿Puedes ir más lejos hacia ese lado? Después de estas variaciones, ¿hay más de ti que participe?

Siente el lado derecho de la cara y del cuello. Compáralos con el lado izquierdo.

Gira una vez a la derecha y una vez a la izquierda. ¿Es diferente?

Repítelo todo a la izquierda.

Camina y observa tus sensaciones. ¿Está presente la sensación que quieres para ti?

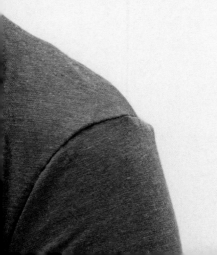

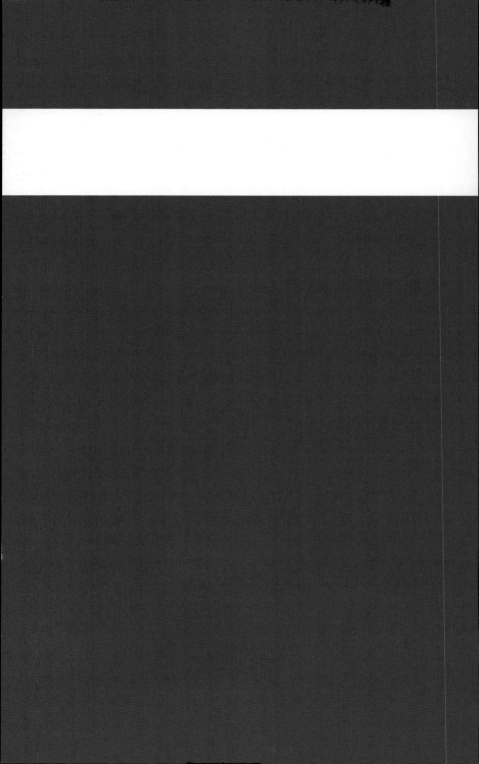

Día 3

Coloreando tu mapa

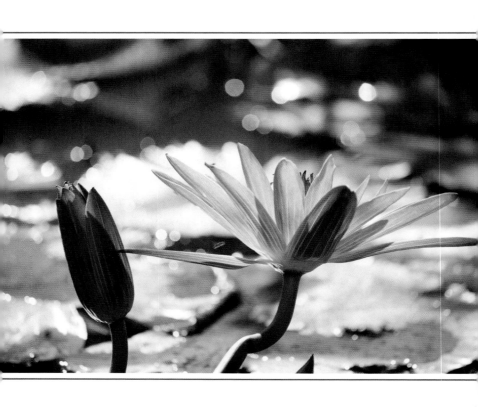

H oy vas a seguir construyendo la cartografía de tus patrones.

Pon la alarma cada tres horas. Cuando suene, no detengas lo que estás haciendo, sigue con ello y observa cómo lo haces.

Para esa observación, esta vez usa el escaneo del día 2 de la primera semana.

Anota la mayor cantidad de detalles que puedas observar. ¿Qué partes tensionas más? ¿Cuáles participan y cuáles no? ¿Qué partes oponen resistencia? ¿Cómo está tu respiración?

Al final del día, compara tus observaciones de las diferentes actividades.

¿Qué puntos hay en común? ¿Qué observaciones se repiten en todas las actividades? ¿Qué observas que es específico de cada actividad?

Haz la mayor cantidad de distinciones que puedas.

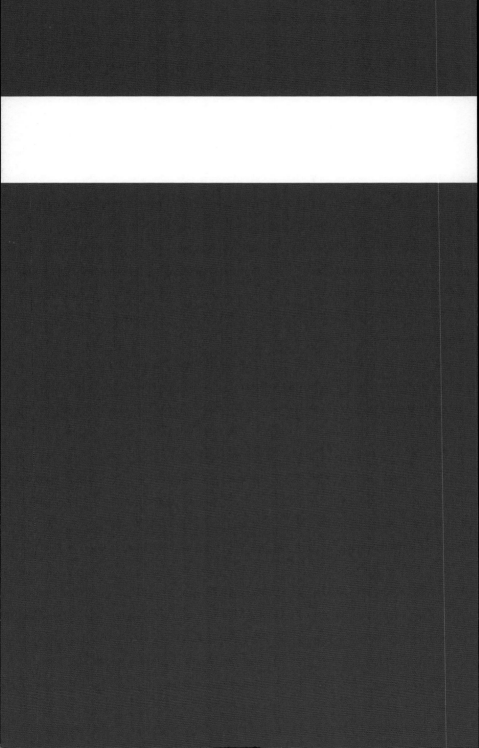

Variaciones en
la respiración

C omo vimos en el capítulo anterior, la respiración sostie-ne todas y cada una de las actividades que realizamos. Se trata de un proceso vital.

Así que vale la pena explorar los efectos de introducir variaciones en la respiración. Eso vas a hacer en esta sesión.

Busca un espacio tranquilo donde te puedas acostar en el suelo en la colchoneta un rato sin interrupciones. Recuerda una vez más la sensación sobre la que estás trabajando esta semana, y evócala durante la práctica.

Acuéstate boca arriba. Nota cómo se apoya la espalda en el suelo. Lleva la atención a la respiración. ¿Cómo participa el pecho? ¿El abdomen? ¿La espalda? Toma aire y expande el pecho. Como hiciste en una clase anterior, asegúrate de expandirlo en todas direcciones. Luego exhala y desínflalo. Hazlo varias veces, expandiendo el pecho con el aire y soltando al exhalar. Descansa.

Ahora toma aire y expande el abdomen, en todas direcciones. Date cuenta de cómo es regresar a este movimiento que llevaste a cabo hace algunos días. Hazlo varias veces notando cómo es.
Descansa.

Toma aire y expande el pecho, saca el aire y al mismo tiempo expande el abdomen. Respira así muchas veces. Tómate el tiempo necesario para coordinar esta manera de expandir y respirar, que no es la habitual, ni la natural. Hazlo suave y lento, sintiéndote como te quieres sentir.
Descansa y respira libremente.

Vuelve a respirar de la misma manera: tomas aire y expandes el pecho, sacas el aire y expandes el abdomen. Ahora, toma aire y expande el pecho, deja el aire dentro de ti y, sin exhalar, pasa el aire del pecho al abdomen, para inflarlo. Aún con el aire adentro, lleva el aire otra vez al pecho y luego exhala.

Repite esto varias veces. Tomas aire, lo dejas dentro de ti, y sin exhalar, lo pasas del pecho al abdomen y del abdomen al pecho, como si el aire fuera una pelotita de ping-pong que llevas rebotando de un sitio al otro. Por supuesto, cuando necesitas exhalar lo haces, y vuelves a empezar.

Hazlo con respiraciones más cortas y más rápido.

Descansa.

¿Cómo es la calidad de la respiración ahora?

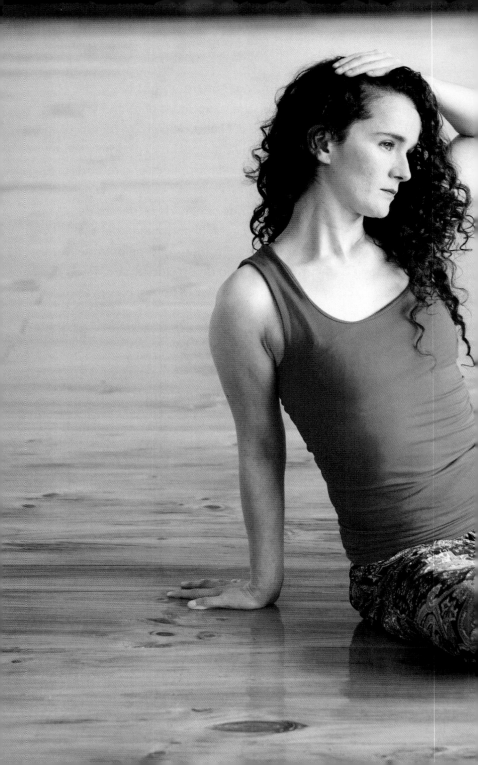

Siéntate en el suelo. Coloca la mano derecha encima de la cabeza, con el codo apuntando a la derecha. Así, inclínate hacia la derecha y quédate ahí. En esa posición toma aire, expande el pecho, saca aire y expande el abdomen, varias veces. ¿Qué hacen las costillas de un lado y otro?

Quédate con el aire dentro de ti y pásalo del pecho al abdomen y del abdomen al pecho. Ve más rápido.

Baja el brazo, regresa al centro y descansa. Nota cómo sientes un lado y otro de ti.

Coloca la mano izquierda sobre la cabeza, inclínate a la izquierda y haz lo mismo de este lado.

Descansa boca arriba. ¿Dónde sientes en ti mismo la respiración?

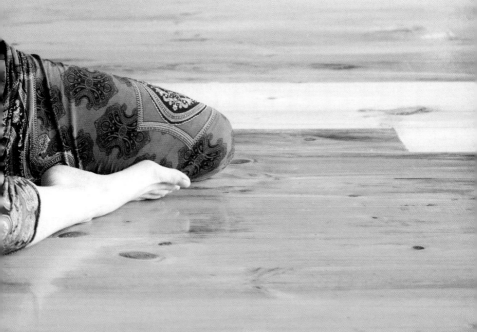

Ponte de pie. Dobla las rodillas hasta que las manos toquen el suelo. La pelvis queda apuntando al techo, y la cabeza, al suelo. En esa postura, toma aire, expande el pecho, saca aire y expande el abdomen, varias veces. ¿Cómo participa ahora el pecho?

Descansa un momento de pie.

Otra vez sobre las manos y los pies, toma aire, déjalo dentro de ti y pásalo de una cavidad a la otra, del pecho al abdomen y del abdomen al pecho, varias veces, hasta que necesites exhalar. Luego hazlo otra vez. Realiza el mismo movimiento más rápido.

Déjalo todo y descansa sobre la espalda.

Una vez más boca arriba, toma aire, expande el pecho, sácalo y expande el abdomen. ¿Cómo es hacer esto ahora? ¿Más claro? ¿Más fácil?

Respira libremente. ¿Dónde sientes ahora la respiración? ¿Qué hace el pecho? ¿El abdomen? ¿La espalda? Deja que tu atención viaje por todo tu ser. ¿Dónde sientes una diferencia después de estos juegos con el aire? Lentamente ponte de pie. Percibe cómo te sientes de pie ahora. Camina y observa las diferencias.

Día 5

Creatividad cotidiana

Para despertar la creatividad en la vida y lograr que sea más fácil cambiar nuestros hábitos, es fundamental introducir alguna novedad en las actividades cotidianas. La rutina no solo nos aburre, sino que también nos va arrebatando la predisposición a encontrar opciones creativas en todos los ámbitos de nuestra vida.[11] Recuerda cómo te sentiste la primera vez que fuiste a una ciudad desconocida, o que asististe a una clase de un nuevo idioma, o que fuiste invitado por un grupo de personas que no conocías. Recuerda la emoción que eso te produjo, la actitud que se promovió en ti, lo atento y abierto que estabas. Cuanta más atención y apertura mostremos, más rápido podremos encontrar salidas a situaciones que nos crean malestar físico y emocional. La creatividad hay que entrenarla, y se entrena poniéndonos a nosotros mismos en situaciones en donde tengamos que hacer las cosas diferentes. Ya te habrás dado cuenta de que ese es un ingrediente que está presente en todas las prácticas que te propongo.

---

11. Para saber más sobre este tema te recomiendo el libro de Alan Questel *Creating Creativity,* http://www.alanquestel.com/ucs/books.html.

Así que hoy vas a presentar variaciones en tus actividades cotidianas.

- Por la mañana: observa en qué orden te bañas, y cámbialo. Si empiezas lavándote el pelo, hoy comienza por los pies.
- A mediodía: come con la otra mano.
- Por la tarde: elige una actividad que puedas hacer diferente y hazlo.
- Por la noche: lávate los dientes con la otra mano.

Toma nota de cómo te sientes antes, durante y después de introducir estas variaciones.

Día 6

Caminar creativo

Nuevamente en esta clase vamos a introducir variaciones, esta vez en una de las acciones que nos definen como seres humanos: el acto de caminar. Realizar estas variaciones no solo te va a ayudar a suavizar los tobillos y la espalda; también te ayuda a refrescarte cuando estás mucho tiempo de pie o caminando.

Recuerda moverte durante la sesión de una forma que evoque la sensación que quieres para ti en esta tercera semana.

Ponte de pie y nota cómo estás parado. ¿De qué manera se distribuye el peso sobre los pies? ¿Sientes más peso en un borde o en el otro? ¿Tal vez en los dedos o en el talón?

Camina y observa cómo lo haces. Siente cómo se traslada el peso a través de ti, y a través de los pies. ¿Qué haces con la cabeza mientras caminas? ¿Con los ojos?

Camina ahora sobre los talones. Levanta los dedos de los pies del suelo, apóyate solo sobre los talones y camina así. ¿Cómo es? ¿Cómo gestionas tu peso? ¿Qué haces con la cabeza?

Camina normalmente.

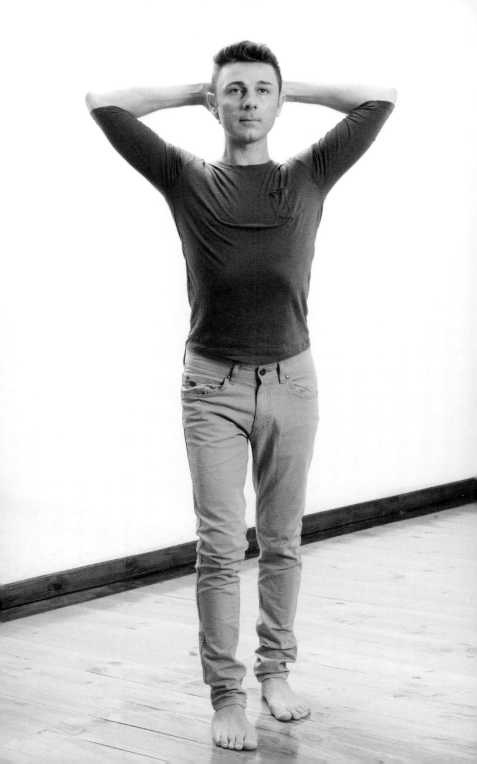

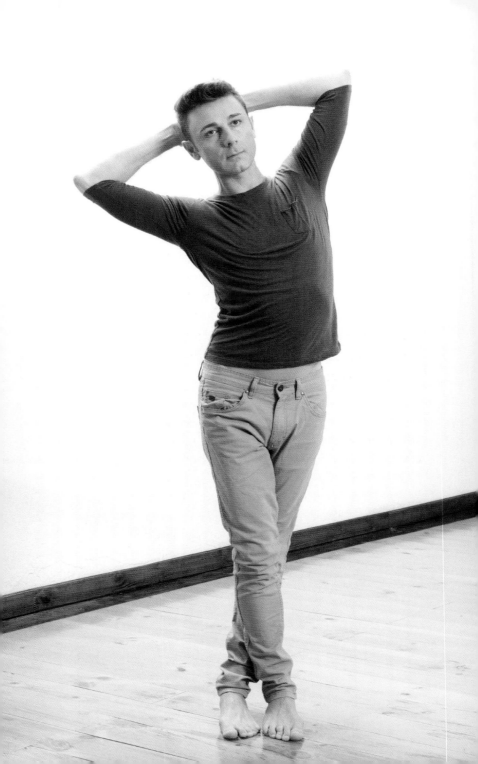

De pie, cruza el pie derecho por delante del izquierdo y apóyalo en el suelo, a la izquierda del pie izquierdo. Quédate así y coloca ambas manos entrelazadas detrás de la cabeza, con los codos abiertos. De ese modo, empieza a inclinarte a la derecha y a la izquierda. Cuando te inclinas hacia un lado, las costillas de ese lado se cierran y las del lado opuesto de abren. Siente el pecho como un acordeón.

Camina para descansar. ¿Cómo es caminar ahora? Camina sobre los dedos de los pies. Párate y camina de puntas, dejando los talones en el aire. ¿Cómo te equilibras en esta posición? ¿Qué haces con la respiración? Camina normalmente. ¿Es diferente?

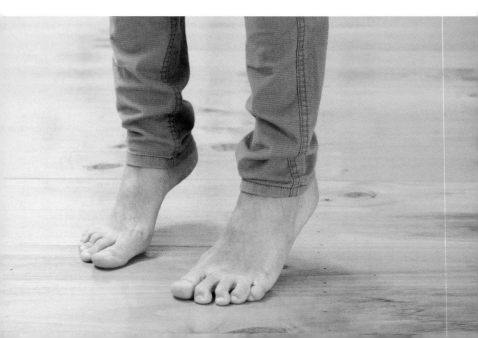

De pie, cruza el pie izquierdo por delante del derecho en el suelo. Quédate así, y gira los hombros y la cabeza para mirar a la derecha y a la izquierda. Ve lento y suave manteniendo el equilibrio. Hazlo varias veces. ¿Qué hace la columna?

Déjalo todo y camina. ¿Cómo es caminar ahora? ¿Cómo se traslada el peso?

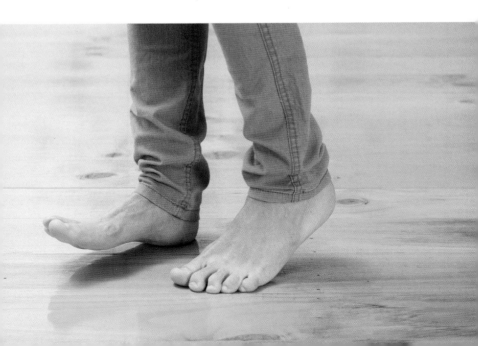

Ahora apóyate en el talón derecho y en los dedos de los pies del lado izquierdo. Y camina así. Tómate el tiempo que precises para encontrar una manera fácil y suave de hacerlo, manteniendo el equilibrio. Cambia los pies para apoyarte en el talón izquierdo y los dedos derechos, y camina así.

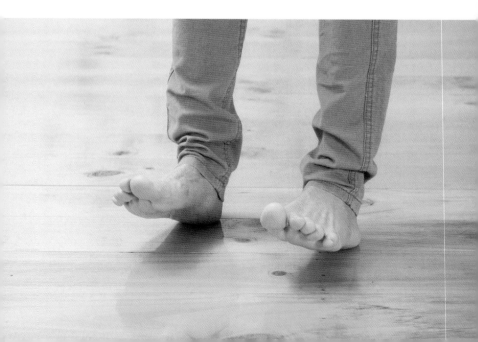

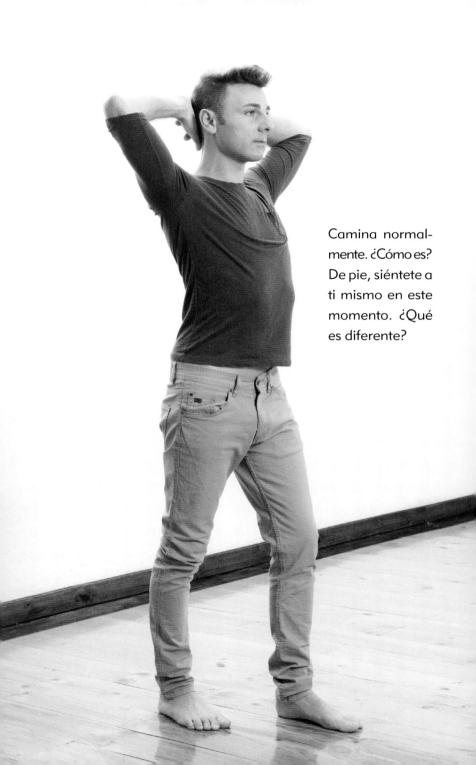

Camina normal-
mente. ¿Cómo es?
De pie, siéntete a
ti mismo en este
momento. ¿Qué
es diferente?

Toma nota de lo que hayas observado en ti mismo.

Ve a la página web del libro para ver un vídeo con una clase similar a esta. Te aconsejo que la practiques hoy mismo.

Forjar tu creatividad

Haz algo nuevo por primera vez, sé creativo y cuéntame en Twitter lo que elegiste. Recuerda usar el *hashtag* #ApoderateDeTuCuerpo.

Piensa en algo que te emocione hacer por primera vez. Si esa actividad requiere preparación, anótala en tu agenda para hacerla en el próximo mes; si no, hazla hoy mismo.

No tiene que ser nada espectacular, puede ser algo simple, como probar una nueva comida o tomar otra ruta totalmente diferente para ir al trabajo. Algo que puedas hacer en este día.

Tras hacerlo, reflexiona acerca de cómo puedes introducir más novedad en tu vida. Anota tus conclusiones en tu diario.

CUARTA SEMANA

REINCORPORÁNDOTE: ESTAR ENTERO

«Habitar el cuerpo» es sentir el cuerpo desde dentro, sentir la vida dentro del cuerpo y por lo tanto llegar a saber que existes más allá de la forma.

ECKHART TOLLE

E spero que a estas alturas del libro ya hayas empezado a sentirte entero en las actividades de tu vida cotidiana. A notar cómo tus pensamientos, emociones y movimientos se alinean con tu ser, y cómo todo tu cuerpo va en la dirección de tus intenciones. A ser más capaz de concretar tus intenciones en acciones.

Esto siempre ha funcionado para mí y sé que va a funcionar para ti.

Al inicio del libro te hablé de los motivos cruzados. De cómo la tensión entre lo que se espera de nosotros y quienes realmente somos se instala en nuestro interior desde muy temprana edad como contracciones musculares sostenidas.

¿Cómo se siente exactamente eso? Se siente como una resistencia interna. Como que no todo tu ser está involucrado en lo que haces, sino que hay resistencias. Resistencias que son dudas, pero también tensiones. Quieres hacer un movimiento, pero una parte de ti no colabora, no se mueve, no participa. No coordinas, no te organizas.

También podemos sentir resistencia si gracias a nuestros patrones nos hemos acostumbrado a usar mucho una parte y nada o poco otra parte de nuestro ser. Intenta llegar a algo que tienes a tu derecha ahí donde estás. Un vaso, un libro, lo que sea, que esté lejos de ti a la derecha. Trata de alcanzarlo sin levantarte. Seguramente alargas el brazo. ¿Qué haces con el resto de ti? Ahora, gira la cabeza, el pecho y los hombros a la izquierda mientras sigues intentando alcanzar algo con el brazo a la derecha. ¿Cómo se siente eso? Seguramente el alcance del brazo se reduce, y tú no puedes materializar tu intención. Más o menos así se siente la resistencia. Como que una parte de ti quiere y otra no, o no colabora. A veces no podemos distinguir esto con claridad, pero sentimos lo mismo, que queremos hacer algo y nuestro cuerpo no responde con toda su capacidad.

Pensemos en el simple movimiento de girar. Este movimiento lo hacemos muchas veces a lo largo del día. Por ejemplo, para estacionar un vehículo. Muchas personas tienen dificultad para girar y mirar hacia atrás mientras están sentadas en el coche, ya que en esa situación no pueden mover su parte inferior, cosa que tal vez hagan para compensar al estar de pie. ¿Compensar qué? La falta de giro en la parte alta de la espalda o de movilidad en las vértebras dorsales. Si estas vértebras no se mueven, al girar vas a forzar otros segmentos de tu columna. De hecho, en el día 2 de la tercera semana trabajaste sobre este tema.

Hazlo nuevamente y nota cómo lo haces. ¿Con qué parte de ti te mueves? A estas alturas, ¡espero que con todo tu ser! Pero para muchas personas no es así.

Cuando sentimos resistencia, cuando estamos operando bajo motivos cruzados, generalmente estamos usando o volvemos a usar patrones antiguos.

Una vez que has empezado a entrenar tu atención, que entiendes que funcionas como un sistema y empiezas a poner cada cosa en su lugar, y accedes al movimiento creativo transformando patrones, llegamos a la última clave para apoderarte de tu cuerpo: estar entero en lo que haces. Estar enteros significa actuar con todo nuestro poder. Cuando no podemos acceder a él por las resistencias internas, lo suplimos con sobreesfuerzo, tensando de más nuestro cuerpo y obligándonos a hacer las cosas, no fluyendo con el entorno. Esta es una distinción muy importante. Podemos hacer las cosas con sobreesfuerzo muscular o podemos hacerlas con poder. Todo el tiempo tenemos las dos opciones. Algunas veces, el resultado puede ser similar visto desde fuera, pero internamente se siente totalmente distinto, y a largo plazo la diferencia es muy grande.

Imagínate que hay dos personas que tienen que levantar cajas muy pesadas todos los días. Una de ellas, digamos Luis, lo hace usando los músculos de la espalda. Pedro, con todo su esqueleto. Visto desde fuera, las dos personas levantaron la caja. Probablemente una con más gracia y elegancia que la otra. Pero lo más importante es cómo se sienten.

Luis va a sentir la fuerza de sus músculos, y probablemente un tirón en la espalda o en el cuello. Se va a sentir «fuerte» porque hizo un gran esfuerzo. Pero se va a resentir de ese esfuerzo todo el día, por ejemplo con cansancio y con una sensación de estar «apretado», por la tensión muscular.

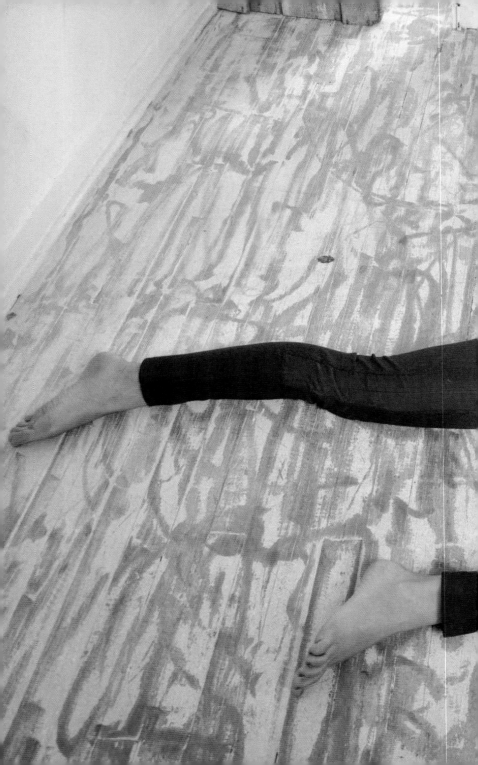

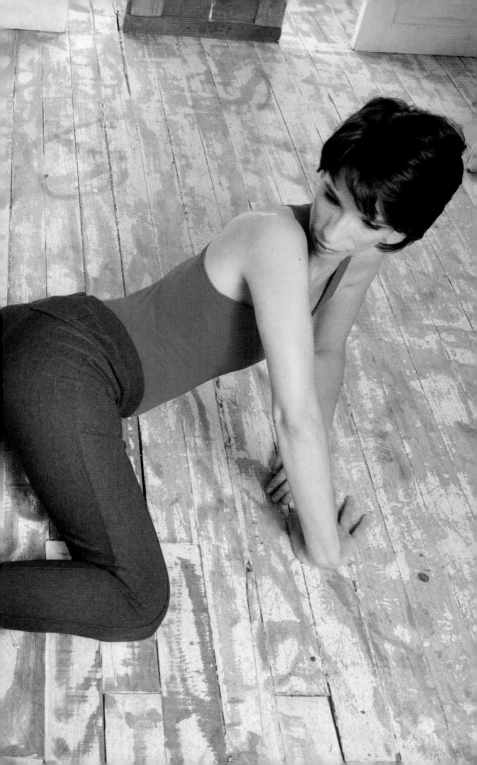

Y a la larga, esa tensión va a desgastarlo y crearle molestias e incluso lesiones.

Pedro, por el contrario, se va a sentir entero. No va a sentir que levanta la caja con los brazos o con la espalda, sino que él, todo él, la levanta. Ninguna tensión muscular va a resaltar, sino que el trabajo, la fuerza, está distribuida por todo su cuerpo, no en una zona en particular. Y bien distribuida, los músculos grandes, más fuertes, hacen más trabajo que los músculos pequeños. Así, tras la tarea, no va a experimentar ninguna tensión innecesaria rondándole por el cuerpo.

Luis se va a sentir contraído y, probablemente, va a confundir esa contracción con fuerza. Pedro va a sentirse entero y actuar con poder. Este es un ejemplo claro de cómo funcionamos en cualquier área.

Porque el hecho de estar entero no es solo físico. Al emplear tu cuerpo como el sistema que es para tener esta sensación de estar entero, no solo se alinean tus huesos y tus músculos, también tus pensamientos y emociones. Ante un reto, lo que nos da más poder es poner todo nuestro ser en acción en la misma dirección, no forzar una parte a voluntad. A veces nos forzamos físicamente, como al levantar peso, y a veces emocionalmente, en alguna situación en la cual no nos podemos expresar con facilidad. Al conectar más y más con esta sensación de estar enteros en el cuerpo, algo interesante sucede: tus pensamientos y tus emociones también se empiezan a conciliar.

En el capítulo anterior vimos el poder de la diferenciación. Cómo hacer variaciones y distinguir nuestras partes en movimiento nos permite traspasar nuestros patrones, integrar partes que antes no estaban participando en el movimiento. La diferenciación nos permite el cambio; la integración, usarnos con todo nuestro potencial. Ambas son necesarias y complementarias. Para poder integrarnos en plenitud, primero tenemos que lograr que cada una de las partes de nuestro sistema haga bien su trabajo, lo cual promovimos en el capítulo anterior con las variaciones y la diferenciación.

Estar entero te permite actuar de manera coherente contigo mismo, y te abre la puerta a la espontaneidad.

¿Qué quiere decir esto? Quiere decir que respondes a las diversas situaciones de la vida no desde los mismos patrones de movimiento y comportamiento aprendidos y repetidos en todas las circunstancias, sino que puedes elegir tu respuesta y moverte (actuar) de la mejor manera en cada momento.

¿Te has sentido alguna vez respondiendo del mismo modo ante situaciones diferentes? Puede ser una conversación con tu jefe, con tu pareja o con un amigo. Y en diferentes situaciones, tus sensaciones y tus emociones son las mismas, y tus reacciones también. Y claro, también tu postura corporal. En el momento en que cambia la postura y la manera en que piensas tu movimiento —lo haces de manera sistémica, buscando las sensaciones que quieres para ti—, tus pensamientos y emociones se empiezan a armonizar con esa nueva forma de moverte. Cuando traspasas un hábito corporal, traspasas las emociones y pensamientos que vienen con él.

Cuando estás entero, sientes que fluyes, que no eres prisionero de la misma forma de reaccionar, pero tampoco impulsivo, sino preciso y claro. Ser espontáneo no quiere decir hacer todo lo que queramos, sino elegir qué hacer que sea bueno para ti y para los otros, y lo más importante, cómo hacerlo. Porque muchas veces tenemos que hacer cosas que preferiríamos no hacer. Pero si las hacemos estando enteros, seremos más eficientes.

Estar enteros nos da también mayor conciencia del entorno, empezando, como vimos antes, por la fuerza de gravedad, y también el entorno social, familiar y profesional. Estar enteros nos permite navegar mejor, y muchas veces modificar nuestro entorno.

Con la espontaneidad viene una sensación de libertad y responsabilidad a la vez. Libertad en tu cuerpo y responsabilidad por cuidarlo y mantenerlo pleno. Libertad para moverte en el entorno en coherencia con tus deseos y responsabilidad para ser respetuoso con el contexto. Finalmente, estas dos sensaciones nos hacen adultos felices.

Y lo más importante de estar entero: te permite exponerte al mundo. Salir y hacer tu trabajo, tu misión, expresarte, crear tu vida creativa. Porque el verdadero trabajo sobre ti mismo no queda en ti. El verdadero trabajo sobre ti mismo, en el cual recuperas tu poder profundo, te permite salir y hacer lo que has de hacer. Yo creo que todos y cada uno de nosotros tenemos la capacidad de hacer grandes cambios tanto en nuestro interior como en el exterior para plantar semillas para un mundo mejor.

Como dice Alejandro Jodorowsky, no podemos cambiar el mundo, pero podemos empezar a cambiarlo. Yo creo en ti y en tu capacidad de influir en tu comunidad, ya sea grande o pequeña, para que todos estemos mejor.

Como te conté en los primeros capítulos, este es un tema muy personal para mí, ya que solía sentirme escindida. Y si bien esa sensación a un nivel personal se fue resolviendo con mis estudios de Feldenkrais, a nivel profesional necesité mucho más tiempo. Cuando terminé la formación Feldenkrais, comencé a trabajar en un centro dando clases. Sin embargo, no sentía que ese fuera mi lugar. Imagínate, después de haber cambiado de país para estudiar, lograr trabajar en un centro especializado de primera calidad, y no sentirme satisfecha. Percibía que no estaba usando todo mi potencial en lo que hacía. Me sentía entera en mi cuerpo, pero no en mi acción en el mundo. Así que seguí trabajando sobre mí misma hasta que un día tuve la idea de crear mi página web y Movimiento Inteligente TV (mi programa en YouTube que ya tiene más de cinco millones de visitas), para que todas las personas de habla hispana que quisieran acceder a Feldenkrais pudieran hacerlo, aunque no hubiese profesores en su ciudad. Para lograr la creación, la concreción de ese sueño, tuve que recurrir a todas mis otras habilidades: a la ingeniería, para resolver toda la parte técnica; al teatro, para lograr una comunicación clara y entretenida, y por supuesto, a Feldenkrais, como eje de mi trabajo.

Entonces fue cuando finalmente mi acción en el mundo empezó a ser poderosa, en el momento en que integré en un proyecto todos mis talentos, sin renegar de ninguno, sin relegar a ninguno. Sé que ese proceso empezó integrando mi corporalidad con la sensación de estar entera.

Te voy a contar un secreto, la razón por la que he escrito este libro, que es la misma razón por la que fundé Movimiento Inteligente TV y por la que coordino una formación profesional Feldenkrais: porque creo profundamente en el poder del movimiento inteligente para transformar a los individuos y transformar al mundo, y quiero que todas las personas de habla hispana tengan acceso a él. No para mejorar la postura de la gente solamente, sino porque imagino cómo sería el mundo si todos pudiéramos estar felices en nuestro cuerpo. Creo profundamente que si vivimos en paz en nosotros mismos, vivimos en paz con los demás. Liberamos la creatividad y expresamos lo más profundo de nuestro ser en nuestras acciones. Ese es el verdadero objetivo de estas cuatro semanas juntos a través de estas páginas. Así que sigamos.

INSPIRACIÓN REAL: EL CASO DE ARITA

Arita es española, y participó en mi curso por Internet «Alinéate: espalda erguida, flexible y elegante en cuatro semanas». Esta es su experiencia:

Todo empezó cuando la fisioterapeuta, con la que llevo seis meses, me dijo que mi columna, menos pinzamientos, tenía de todo, producto de dos accidentes, uno de moto con quince años y otro con treinta y cinco cuando me caí de pie de una altura de dos metros.

Decidí dejar de sufrir, nada de fármacos, que ya había tomado muchos desde los diecinueve años, cuando me pusieron un corsé que llevé durante casi tres años.

Así fue como en mi búsqueda de una alternativa diferente para alinear mi espalda, encontré los vídeos de Lea Kaufman, que comencé a practicar, por dos motivos, uno porque estudie diafreoterapia, y los ejercicios se parecían mucho a los que yo hacía —la diferencia estaba en que yo seguía trabajando desde el esfuerzo, la exigencia, y Lea trabaja desde el amor, el respeto— y dos, por la generosidad con la que compartía sus conocimientos.

Gracias a esta forma de trabajar, ya no tengo que inyectarme mensualmente vitamina B, no la necesito desde hace casi tres meses, duermo como una niña pequeña y me despierto con mayor energía.

Pero lo mejor de todo es que ayer fui a la fisioterapeuta, para que valorara mis avances y me dijo que le parecía milagroso que en ocho meses tenga la columna totalmente alineada, que si ella no hubiese valorado el estado de mi espalda antes de empezar con «Alinéate», no se lo creía.

A todas las demás personas que como yo están participando de esta maravillosa experiencia, tened amor y constancia con vosotras mismas, que todo es posible. Yo no tenía ni una sola vértebra alineada.

Arita había aprendido, como consecuencia de sus accidentes, a mantenerse erguida a base de fuerza muscular. Aprendió a contraer los músculos de tal modo que, a causa del sobreuso, se generó lesiones en el psoas y en el cuadrado lumbar. Además, su columna se fue debilitando, de tal modo que prácticamente todas sus vértebras se desalinearon. Esto la llevó a años de vivir dependiendo de analgésicos y sin poder confiar en su propio organismo. Hasta que empezó a hablarle a su cuerpo en su propio lenguaje, el del respeto a través del movimiento inteligente, y pudo reaprender a usarse con todo su potencial.

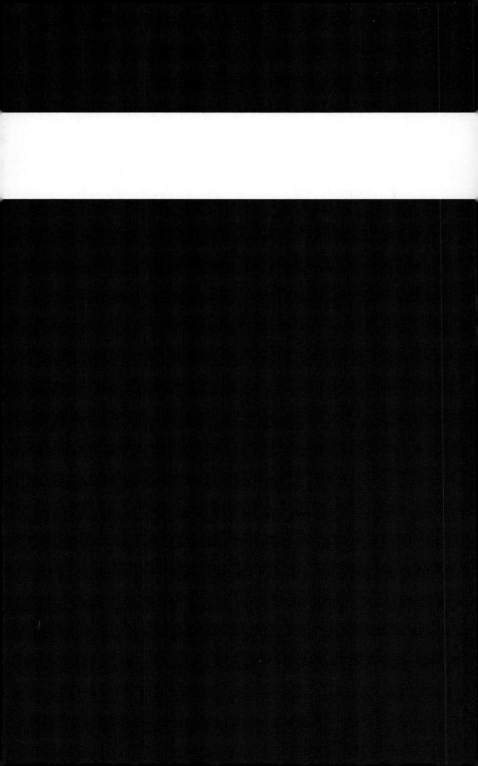

Día 1

¿Dónde estoy?

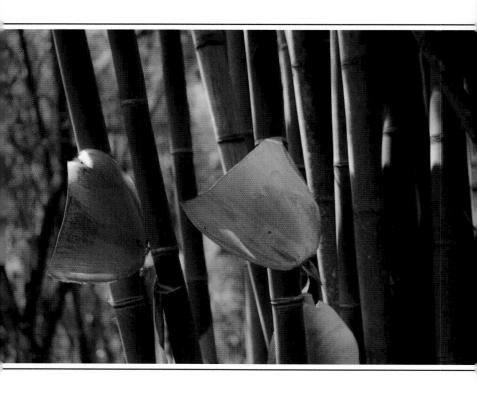

Por favor, coloca la alarma cada dos horas, con la leyenda:

¿Cuánto de mí está presente?

Cuando suene la alarma, observa lo que estás haciendo en ese momento. No detengas la actividad, sino que amplía tu atención para darte cuenta de cómo la haces.

¿Hay solo una parte de ti que está involucrada? ¿Qué partes de tu cuerpo participan? ¿Tu mente y tus emociones están presentes en esa actividad?

¿Hay algo más de ti que te gustaría que se involucrara? ¿Cómo puedes hacer que más de ti participe para que la actividad sea más fácil y se pueda disfrutar? ¿Crees que algunos de los movimientos que has hecho hasta ahora te ayudarían? Si es así, pruébalos y luego repite la actividad.

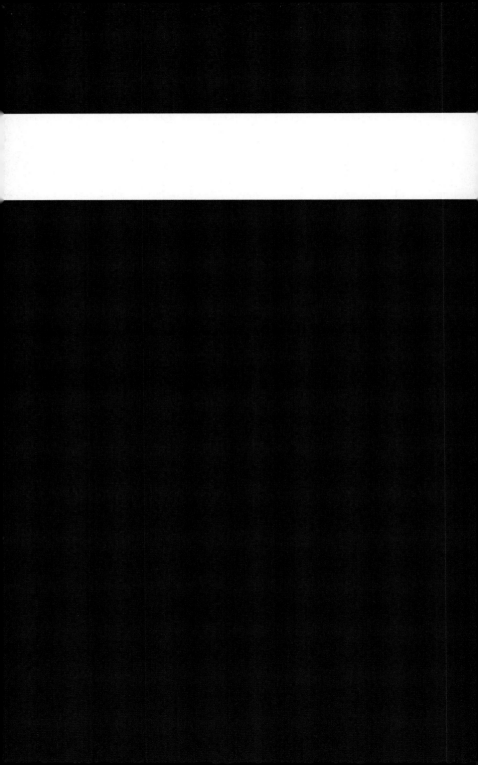

Día 2

Alargando todo tu ser

Generalmente nos dañamos cuando nos comprimimos. Sabemos que mantenernos alargados nos ayuda a ser potentes y eficientes. Sé que has tenido la experiencia de sentirte acortado, o comprimido, y eso te provocó malestar. Muchas veces pensamos en alargarnos «estirando» los músculos, y eso a menudo es doloroso y agresivo. Y dura poco tiempo. En esta sesión vamos a alargarnos usando estrategias para que tu cerebro organice el alargamiento de forma placentera y más duradera.

Relee la sensación que quieres para esta última semana. Evócala mientras te mueves. En la página web privada del libro, puedes encontrar un audio de esta clase.

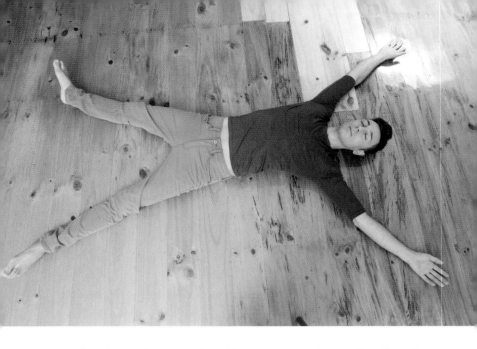

Acuéstate boca arriba. Siéntete a ti mismo. Percibe el largo de la columna. Siente el largo del brazo derecho. Y del brazo izquierdo. Observa el largo de una pierna y la otra. Atiende al largo de la columna.

Separa las piernas alargadas y coloca los brazos en el suelo en diagonal al lado de la cabeza, con los codos apoyados. Como si formaras una X con tu cuerpo.

En esa posición empieza a alargar el brazo derecho por el suelo y hazlo regresar. ¿Desde dónde lo haces? ¿Sientes que hay un efecto de ese alargamiento por el resto de ti? ¿Qué notas en las costillas del lado derecho? ¿Y en las del lado izquierdo?

Descansa.

En la misma posición, alarga la pierna izquierda desde el talón. Imagina que vas a empujar algo con el talón y desde él alarga toda la pierna. ¿Qué sientes en la cadera izquierda? ¿Se desplaza el movimiento a lo largo de ti? ¿Viaja este movimiento hasta el brazo derecho? Descansa.

Alarga una vez el brazo derecho y devuélvelo al centro. Luego alarga la pierna izquierda y haz que vuelva al centro. Intercala estos dos movimientos, sintiendo cómo se conectan a lo largo de ti. Descansa con las plantas de los pies apoyados en el suelo y los brazos hacia abajo.

Vuelve a la posición de estrella boca arriba y repite los movimientos anteriores con la otra diagonal. Alarga el brazo izquierdo varias veces. Descansa y luego alarga la pierna derecha. Y finalmente intercala un movimiento y otro. ¿Cómo es de este lado? ¿Qué brazo es más fácil de alargar? ¿Qué pierna? ¿Cómo viaja el movimiento en esta diagonal? Descansa con las plantas de los pies apoyados en el suelo y los brazos hacia abajo.

Regresa a la posición de estrella. Alarga el brazo derecho y al mismo tiempo alarga la pierna derecha. ¿Cómo es hacer esto? ¿Qué sucede en el centro de ti al alargar así este lado? Deja el movimiento y compara la sensación que tienes en un lado y otro. Ahora alarga el brazo y la pierna izquierdos. ¿Cómo es? Descansa con las plantas de los pies apoyados en el suelo y los brazos hacia abajo.

Vuelve a la posición de estrella y ahora alarga las cuatro extremidades a la vez. ¿Desde dónde lo haces? ¿Qué sucede en el centro de ti? ¿Cómo puedes incluir más y más de ti en el movimiento? Déjalo todo y descansa.

Trae las rodillas hacia el pecho y toma con la mano derecha la rodilla derecha y con la mano izquierda la rodilla izquierda. Acerca usando las manos las rodillas al pecho y aléjalas. Haz esto el tiempo que necesites para que descanse la parte baja de la espalda. Baja las piernas y los brazos, y siente cómo estás ahora acostado en el suelo. ¿Qué longitud tienes ahora? ¿En los brazos? ¿En las piernas? ¿En la columna? Todo tú. Lentamente ponte de pie. Y siente la manera en la que te paras ahora. Nota dónde está el hombro derecho con respecto a la cadera derecha y la cadera respecto al talón. Y lo mismo del otro lado. Camina y nota cómo estás.

Día 3

Apropiándote de las sensaciones

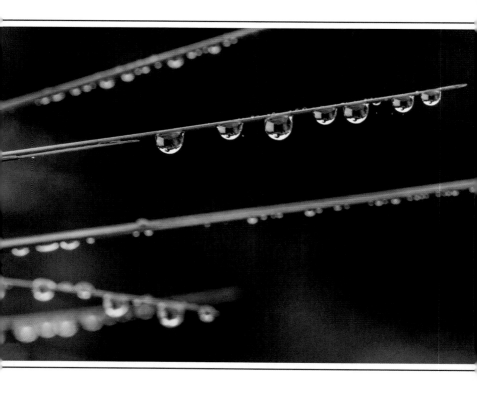

Hoy coloca la alarma cada hora.

La primera hora, el mensaje va a decir la primera sensación que elegiste. La segunda hora, la segunda sensación, y así sucesivamente. Cuando llegues a la quinta hora, vuelve a empezar.

Por ejemplo:

- 9:00 Fluidez
- 10:00 Estabilidad
- 11:00 Ligereza
- 12:00 Potencia
- 13:00 Fluidez
- 14:00 Estabilidad
- 15:00 Ligereza
- 16:00 Potencia

Cuando suene la alarma, observa la actividad que estás realizando y cómo la realizas. ¿Está presente esa sensación que querías? ¿Puedes encontrar una actitud interna que te permita que esa sensación emerja? Más que crear la sensación, es permitir que suceda. ¿Hay algunos movimientos de los que hiciste que te conectaron directamente con esa sensación? ¿Puedes hacerlos ahora?

Así, poco a poco, te entrenas a ti mismo para crear para ti las sensaciones que quieres.

Toma nota de todo lo que aparece.

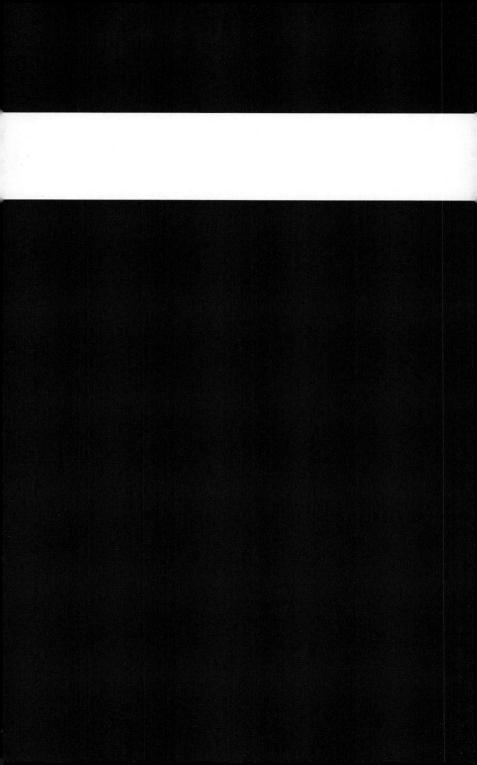

Día 4

Reconociéndote

H oy vas a llevar a cabo una tarea de reflexión en la cual vas a reconocer los beneficios del trabajo que has hecho sobre ti mismo estas semanas. Ve a tu espacio tranquilo. Puedes poner una música que te guste, encender unas velas o lo que necesites para entrar en reflexión. Toma tu diario y haz una tabla con estas cinco columnas:

- Cambios corporales
- Cambios emocionales
- Cambios mentales
- Cambios relacionales
- Cambios creativos

Tómate unos minutos para escribir en cada columna los cambios que notas en cada una de esas áreas.

Empieza por los cambios físicos, que son los más concretos y evidentes. Tal vez te cansas menos, o te paras con mayor facilidad. A lo mejor un dolor disminuyó o desapareció, o tus hombros están en una posición diferente. Lo que sea que puedas percibir, anótalo. Escribe también todo lo que puedas darte cuenta de tus emociones. Haz lo mismo con tus pensamientos. ¿Hay algo diferente?

Piensa en tus relaciones: ¿ha habido algún cambio en ellas en estas cuatro semanas? ¿Tu nueva postura ha tenido un impacto en cómo te ven y se vinculan contigo los demás?

Reflexiona acerca de tu vida creativa. Puede ser cocinar, escribir o cualquier proyecto. ¿Cómo te sientes con respecto a esta área?

Día 5

Moverte entero

L a sesión de hoy te va a ayudar a reforzar la sensación de estar entero. Además, te ayuda a alargar los isquiotibiales, a masajear la espalda y a liberar las caderas.

Ve a tu espacio tranquilo y ten presente la sensación que quieres para ti esta semana.

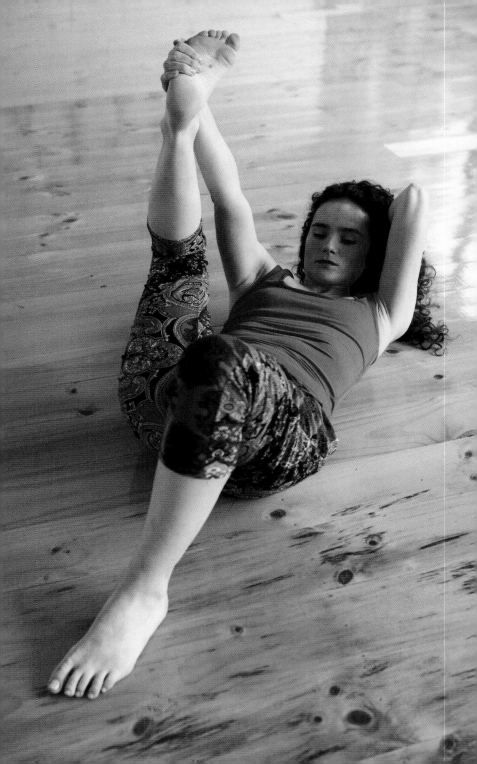

Acuéstate boca arriba y coloca las plantas de los pies en el suelo. Trae el pie derecho hacia ti y tómalo con la mano derecha por el borde externo, con la mano por el dorso del pie. Si no llegas a alcanzarte el pie, tómate la media, el pantalón o la pantorrilla, donde sea fácil para ti. Y lleva el pie hacia el techo con ayuda de la mano, alargando la pierna un poco. No es la intención estirar la pierna completamente, así que no lo hagas, solo la alargas un poco y regresas al centro. En ningún momento del movimiento sueltas el pie o deslizas la mano. ¿Qué sucede con la cadera derecha cuando haces esto? ¿Con el hombro derecho? ¿Qué hace la espalda? Suéltalo todo y descansa boca arriba.

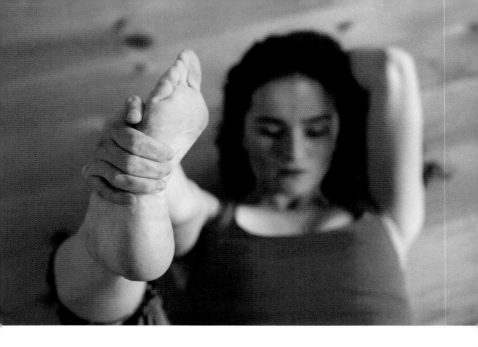

Vuelve a tomarte el pie derecho de la misma manera.
Coloca la mano izquierda detrás de la cabeza. Levanta
el pie hacia el techo y al mismo tiempo levanta la cabeza como si quisieras verte el ombligo. Pliégate así y
regresa al centro bajando la cabeza. Hazlo varias veces
sin forzar.

Descansa sobre la espalda. Compara el lado derecho
con el izquierdo. ¿Qué diferencias sientes?
Haz lo mismo con el pie izquierdo. Repite los dos movi-
mientos anteriores a la izquierda. ¿Qué hace el pecho?
¿Cómo respiras?
Descansa completamente.

Ahora tómate con la mano derecha el pie derecho y con la mano izquierda el pie izquierdo. Suavemente, alarga ambos pies hacia el techo y bájalos. Hazlo varias veces sin forzar.

Descansa boca arriba. ¿Cómo está la cintura?

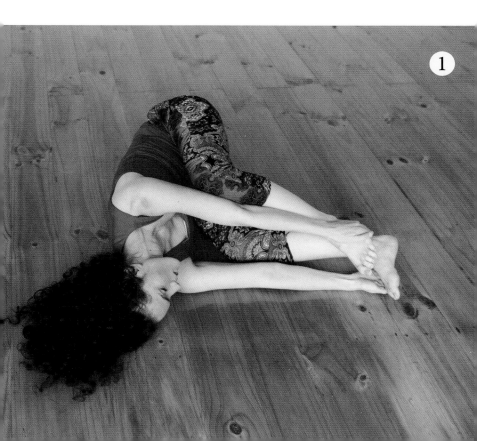

1

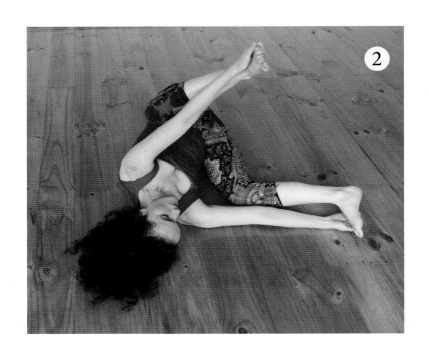

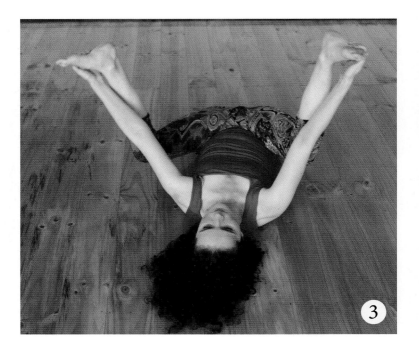

288

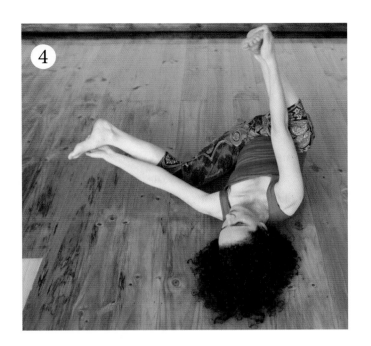

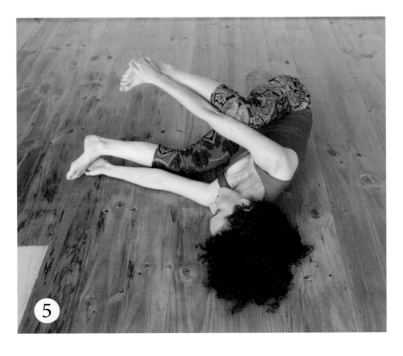

Vuelve a tomarte los dos pies y, muy lentamente, empieza a rodar a la derecha y a la izquierda. Hazlo con mucha suavidad, sintiendo la redondez de la espalda, de la pelvis y de la cabeza. Con lentidud, agranda el movimiento, hasta que puedas rodar más y más cada vez por completo, a un lado y al otro. Hazlo de manera suave y placentera, sintiendo cómo rueda todo tu cuerpo. Juega un poco con los ritmos, ve más rápido y luego más lento, hasta que encuentres un ritmo que sea adecuado, único para ti. Rueda con todo tu ser de un lado al otro, escuchando cómo todas tus partes participan en la misma dirección.

Y cuando sea suficiente, déjalo todo y descansa boca arriba. ¿Cómo estás ahora en el suelo? ¿Cómo se apoya la espalda? ¿Qué longitud tienes? ¿Qué anchura?

Despacio, ponte de pie y siente cómo es. Camina y nota si lo haces manteniendo esta sensación de estar entero.

Día 6

Siendo más accesible a ti mismo

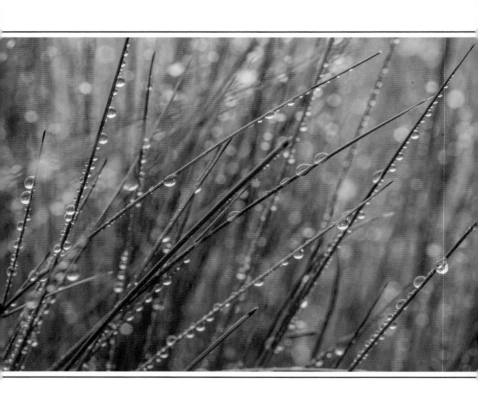

H oy vas a volver a uno de los primeros ejercicios que hiciste antes para notar tus avances. Coloca la alarma cada hora con la leyenda:

Escaneo

Y cuando aparezca, para lo que estés haciendo y tómate unos minutos para recorrer tu cuerpo lo más exhaustivamente posible. Y vamos a introducir algo nuevo: si te encuentras con una parte donde no estás tan cómodo, ajústala. Puede ser usando algunos de los movimientos que ya conoces, o con lo que surja espontáneamente de ti.

La intención es que no te permitas a ti mismo instalarte en el malestar. Que puedas reconocerlo en el momento en que aparece y hacer algo para revertirlo. Poco a poco esta práctica se va haciendo hábito y así te vas a ahorrar muchas molestias.

Anota lo que encuentres en estos escaneos y compara esas notas con las anteriores. Observa si algo cambió en tu cuerpo, pero tal vez también en tu actitud hacia ti mismo, en tu vínculo contigo mismo.

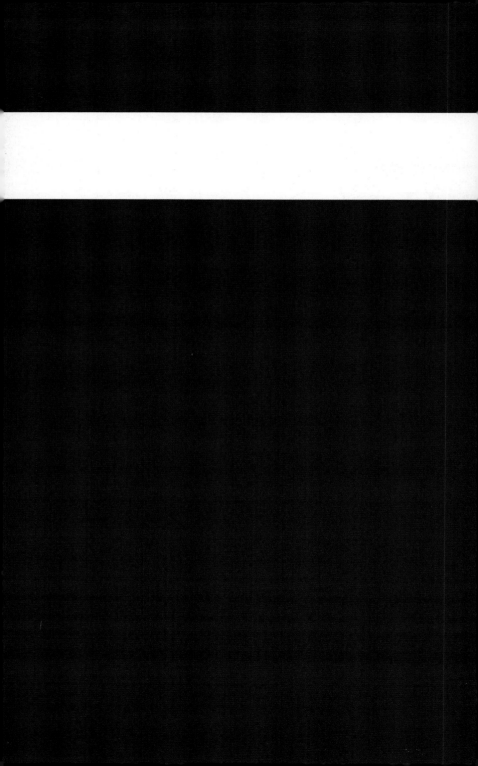

Día 7

Movimiento espontáneo

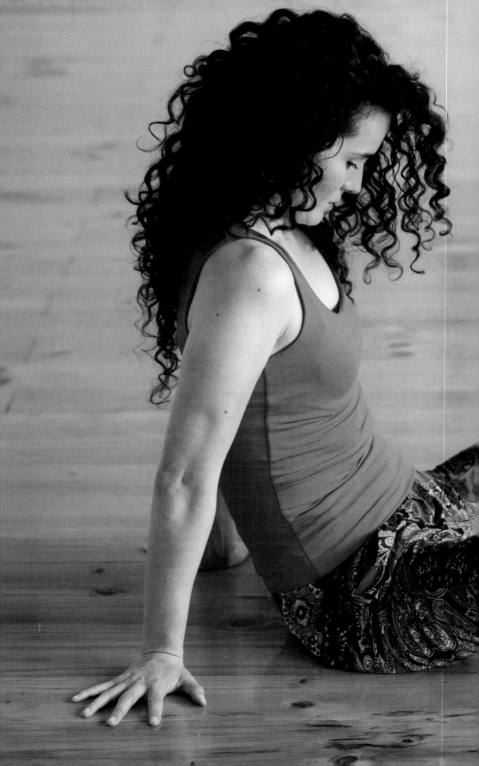

Este es el último día de esta etapa que termina hoy, dentro de un viaje que continúa, ojalá, toda la vida.

Hoy tómate otra vez un momento de reflexión en tu espacio íntimo. Repasa las notas de tu diario. Dedica un tiempo a reconocer para ti mismo tu maravillosa capacidad de mejorar. Y todo el empeño que has puesto en estas semanas para tu propio bienestar. Mira con nuevos ojos tu viaje y valora todo lo que has hecho.

Luego identifica cuáles son tus movimientos preferidos de todos los que has realizado estos días. Y ahora, hazlos. De la forma en que surjan espontáneamente en ti. Muévete con esos movimientos que te gustan mucho, de una manera gozosa, guiado por tus propias sensaciones. Si surgen nuevos movimientos, permite que sucedan. Muévete de una manera tal en la que te disfrutes y conectes con tu poder.

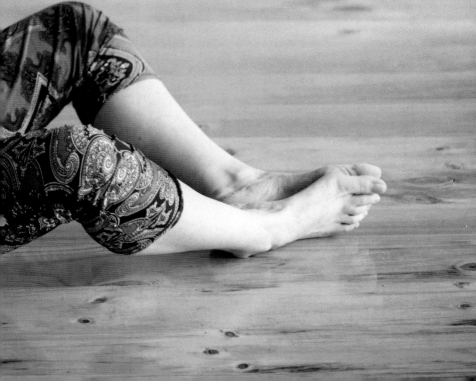

Mientras te mueves así espontáneamente, siente tu poder. Presta mucha atención a cómo lo haces, permite que cada parte de ti participe, introduce variaciones, busca una manera en la que te muevas entero. Date cuenta de cómo la capacidad de moverte así está dentro de ti.

Observa. ¿Cómo es estar en ti ahora? ¿Cómo es estar contigo? Anota tus reflexiones en tu diario.

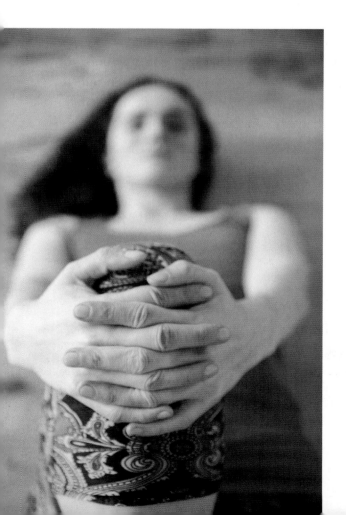

Y por último hazte la siguiente pregunta: «¿Qué es para mí estar empoderado en mi cuerpo? ¿Cómo esta idea se forja en mí?».

Escribe todo lo que te venga a la cabeza, sin censurar nada. Escribe sin parar durante al menos tres minutos, no levantes el lápiz del papel o los dedos del teclado, vierte todo lo que aparezca en tu mente.

Cuando termines, léelo inmediatamente. Y ahora pregúntate: «¿Qué acciones puedo tomar para crear más y más de este empoderamiento en mi vida?».

Haz una lista de esas acciones, al menos que sean cinco. Y ponles fecha para saber cuándo las vas a realizar.

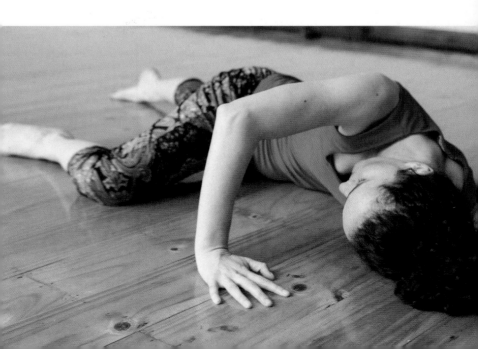

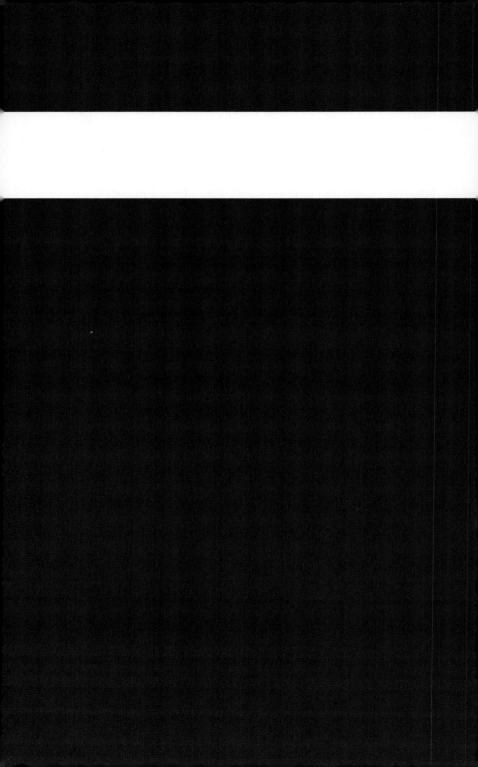

USA TU PODER

No resuelvas problemas, experimenta soluciones.

CAMERON HEROLD

Felicidades, ¡llegaste al final! Qué honor que hayas llegado hasta aquí, las últimas páginas del libro, cuatro semanas de trabajo profundo sobre ti mismo. Quiero saber todo de cómo te fue, así que cuéntamelo en Facebook o Twitter con el *hashtag* #ApoderateDeTuCuerpo.

Como te dije al inicio, este libro no iba a ser una lectura intelectual, sino un compendio de retos para incorporar, para encarnar. Experiencias para sentir, para hacerte consciente y así recuperar tu poder volviendo a conectar con tu cuerpo.

«Actuamos según nuestra autoimagen», decía Moshe Feldenkrais. Esta frase es poderosa. No actuamos según todos nuestros recursos infinitos, sino solamente basándonos en los que percibimos como tales. Y sabemos que esa percepción, a veces, puede ser muy distorsionada.

Mejoramos nuestra autoimagen a través de la experiencia. Cuando nos encontramos a nosotros mismos haciendo, creando, bailando, nos damos cuenta de que somos capaces, de que tenemos ese poder. Y eso es lo que has entrenado estas cuatro semanas: experiencias que te permiten sentirte como te quieres sentir.

Muchas veces creemos que hay que tener algo especial antes de actuar o que hemos de sentirnos de determinada manera, llámale confianza, autoestima o como te parezca. Eso está bien, pero en ocasiones no logramos conectar con esos sentimientos y por lo tanto nos paralizamos, y dejamos de hacer cosas.

Yo creo en el hacer, en el poder transformador de la experiencia. Estas cuatro semanas poco a poco fuiste recuperando tu poder. Ahora te toca ejercitarlo. ¿Cómo? Haciendo. Usándolo. Yendo por las experiencias que quieres para ti. Esas que no confiesas. Esas que tal vez no le cuentas a nadie. Esas que te dan mucho miedo.

Ya tocaste tu poder, lo sentiste. Ahora te toca confiar. En tu organismo, en ti, en tu ser profundo. E ir por la vida que quieres incorporada y expresada a través de tu cuerpo.

El poder, el empoderamiento, crece con la práctica. Con cada experiencia nueva en donde lo ejercitas, hasta que ya se convierte en parte de ti, y lo empiezas a usar todo el tiempo.

Ya terminaste cuatro semanas de profundos ejercicios, ahora te toca seguir profundizando y hacer crecer esa semilla que hemos plantado.

A continuación te voy a contar siete maneras de mantener la mejoría que has conseguido en estas semanas:

1. Mantente motivado y entusiasmado.[1] Estos dos elementos son fundamentales cuando queremos mantener un cambio en la postura o en el comportamiento. De hecho, la palabra «entusiasmo» viene del griego y significa «inspiración divina». En el momento en que conectas con tu entusiasmo para hacer las cosas, todo es mucho más fácil. Tanto la motivación como el entusiasmo vienen desde dentro de ti. Un recurso para evocarlos es el diario que has llevado estas semanas. Vuelve a él, a tus sensaciones y reflexiones, con regularidad, y por supuesto, sigue alimentándolo con tus nuevas observaciones.

2. Continúa introduciendo novedad en tu vida. En cómo te mueves, en lo que comes, en lo que ves, con quién hablas. Cada nueva experiencia activa tu creatividad en tu vida y en tu cuerpo.

---

1. La motivación y el entusiasmo, es decir, el valor que la persona le dé a su objetivo y la energía (movimiento, acción) que invierta en adquirirlo (Förster, Liberman y Friedman, 2007), ejercerán su mayor influencia en la formación o cambio de hábitos en contextos novedosos (Verplanken et al., 2008; Wood, Tam y Witt, 2005). No obstante, si el contexto no es novedoso, será más difícil cambiar un hábito independientemente de la motivación y el entusiasmo que la persona perciba tener hacia sus objetivos, ya que, según un estudio de Neal et al. (2011), tanto los hábitos débiles como los fuertes aparecen ante un determinado contexto y no guiados por los objetivos de la persona, aunque esta perciba que son aquéllos, y no el contexto, los que determinan sus hábitos. De acuerdo con este mismo estudio, el único momento en el que, junto con el contexto, los objetivos (y la correspondiente motivación o entusiasmo para obtenerlos) juegan un papel importante en la consolidación de los hábitos, es cuando estos están moderadamente consolidados, es decir, que no son demasiado novedosos (hábitos débiles) ni tampoco están lo suficientemente automatizados (hábitos fuertes). Así pues, si se quiere cambiar un hábito es recomendable crear un contexto novedoso (reingeniería ambiental; Verplanken & Wood, 2006) que nos fuerce a reajustar nuestra conducta (respuesta motora) a la forma del hábito que queremos cambiar o controlar el entorno para reducir la exposición al contexto que provoca el hábito que queremos modificar (Sobal & Wansink, 2007), entre otras técnicas.

3. Busca un entorno que te ayude a mantenerte conectado con el poder de tu cuerpo. Tal vez puede ser un amigo que también haya leído este libro, o alguien que te apoye incondicionalmente. Procura ir a lugares donde haya personas con tus mismos intereses.

4. Practica, practica, practica. La práctica es la base del bienestar. Ojalá hubiera una varita mágica para mejorar la postura y transformar los hábitos en otros que te empoderen, pero no es así. El bienestar requiere compromiso y constancia. Así, con pequeños cambios constantes, vas a ver enormes beneficios. Practica lo más que puedas las cuatro claves, hazlas tuyas, dales vida en ti. Y recuerda algo muy importante: introduce novedad en tu práctica con nuevas sesiones, para que no se conviertan en mecánicas.

5. Ten mucha paciencia contigo mismo y celebra. Recuerda, al trabajar las cuatro claves, estás trabajando el vínculo contigo mismo. De esa manera, no es solo lo que hagas, sino cómo lo hagas. Con amor y paciencia. El empoderamiento se da por aproximaciones. No es que un día llegamos y listo, ya no tenemos que hacer nada más. Nos vamos acercando poco a poco, y de manera acumulativa, aunque muchas veces demos pasos hacia atrás. Por eso debes tenerte mucha paciencia y celebrar cada pequeño avance. Cada uno de nosotros tiene su propio proceso, su propio ritmo y su propio tiempo. No te fuerces, ve a tu ritmo, con amor.

6. No trates de hacer que las cosas ocurran; deja que sucedan por sí mismas. Permite a tu organismo que

se regule a través de los ejercicios, suelta el resultado, y te sorprenderás de cómo tu cuerpo te va a dar
mucho más.

7. Renueva cada día el compromiso contigo mismo
   para disfrutar del bienestar. Busca una manera de
   tener presente el compromiso que tienes contigo.
   Puede ser una frase en móvil, el fondo de pantalla
   de la computadora o una actividad que hagas cada
   día a la misma hora.

Como seres humanos, nuestro vivir transcurre en la
corporalidad. Al entrenarte a ti mismo usando las cuatro claves —la atención, pensarte como un sistema reconociendo
cada parte, el movimiento creativo y estar entero—, accedes a
todo tu poder con gracia y ligereza, pero con compromiso y

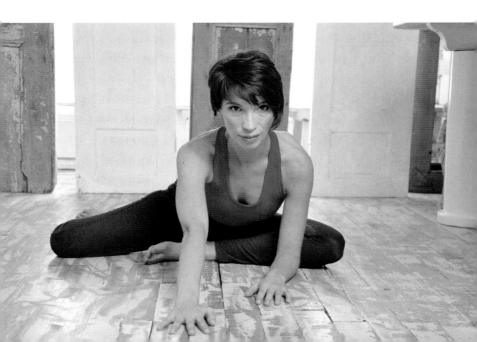

responsabilidad. Las cuatro claves te permiten recuperar tu autoridad interna perdida durante el intervencionismo prolongado y ante las mellas que la cultura del confort ha hecho en tu postura.

Apoderarte de tu cuerpo consiste en reconocer esa corporalidad expresiva, autorreguladora y creativa. Voy a profundizar en cada una de ellas.

Corporalidad expresiva de tu ser más profundo en el mundo, de esa conciencia que ni la biología ni la física pueden explicar aún. Y sin embargo es esa conciencia la que nos permite reconocer los mundos internos y su funcionamiento, a través de la observación precisa y constante de la manera en la que funcionas en tu cuerpo, como hemos hecho estas cuatro semanas.

Corporalidad autorreguladora, porque no intentamos que el organismo haga tal o cual cosa, sino que permitimos que las cosas sucedan en el cuerpo. Recuerda que desde fuera no podemos predecir cómo va a reaccionar el sistema ante cierto estímulo, sino que eso está determinado en su estructura y no depende del exterior. Por eso en las clases cada persona puede tener experiencias diferentes.

Piensa en alguno de los efectos de las sesiones que has estado practicando. Tal vez tras una de ellas, te sentiste más alto, o más ligero. ¿Quién hizo que eso sucediera? En ningún momento la instrucción fue que al ponerte de pie te sintieras así, sino que observaras y reconocieras lo que sucede espontáneamente. Tu cerebro tomó lo que hiciste en la sesión y lo tradujo al estar de pie, integrando lo que es posible para ti en cada momento y usándolo en las actividades de la vida diaria. Si realizas esto con un amigo, puede que en la misma práctica hayan tenido experiencias diferentes. Si ves con atención, tu trabajo no fue pararte mejor, sino moverte usando las cuatro claves, observarte y permitir que algo sucediera. ¿Cómo damos ese permiso? Disponiéndonos a dejar de identificarnos con los patrones de movimiento habituales, entregándonos a la experiencia y confiando en el organismo. Así de simple y de complejo.

En las reflexiones de la última semana sobre el impacto de estos movimientos en tu vida espero que hayas encontrado alguna pista de esto, de cómo tu organismo por sí mismo, al acceder a la espontaneidad, empieza a hallar soluciones creativas a situaciones cotidianas en otras áreas, no solo físicas.

Y finalmente corporalidad creativa. Creativa de sí misma, ya que nos estamos transformando y «re-creando» a cada momento, pero también creativa de su propio mundo. Según la teoría desarrollada por Maturana y Varela, los organismos se adaptan a su entorno y a sí mismos, de tal modo que al «re-crearse» también «re-crean» el mundo.[2]

El organismo y su entorno están ligados y se modifican recíprocamente.[3] ¿Qué quiere decir esto? Que no podemos decir nada del mundo antes de que lo percibamos. No es que no exista, solo que nosotros no lo sabemos y no podemos decir nada al respecto. Pero percibimos según nuestra estructura interna, que a la vez es susceptible al entorno. De esa

2. Estos temas son abordados a lo largo de *El árbol del conocimiento*, Humberto Maturana y Francisco Varela, Editorial Universitaria.
3. «La percepción no está simplemente encastrada dentro de un mundo circundante que la restringe, sino que también contribuye a enactuar este mundo circundante. Como señala Merleau-Ponty, el organismo inicia el medio ambiente y es modelado por él. Merleau-Ponty reconocía, pues, que debemos ver al organismo y al medio ambiente como ligados en una especificación y selección recíprocas», F. J. Varela, E. Thompson & E. Rosch, *De cuerpo presente*, Gedisa, 1997, Barcelona.

manera, al cambiar a través de las cuatro claves cómo vivimos en nosotros mismos, transformamos también cómo percibimos, y por lo tanto cómo vivimos en el mundo. Nuevamente, no de una manera predecible, sino permitiendo que las cosas ocurran en una danza armonizada entre el organismo y el entorno. Ese es el verdadero poder, que descansa en cultivar el vínculo contigo mismo y con tu ambiente, en confiar plenamente en ti y en tu organismo. Reclámalo, vívelo, practícalo, apodérate.

ANEXO
EL MÉTODO FELDENKRAIS

El método Feldenkrais trabaja combinando movimientos biomecánicamente sanadores, con un profundo proceso de atención dirigida a ti mismo mientras te mueves. Esto te permite darte cuenta de cómo te organizas para moverte, y diferenciar qué patrones de movimiento son saludables y cuáles no. A través de este proceso se lleva a cabo una reeducación psicofísica que permite transformar los patrones poco saludables en otros que te otorgan mayor vitalidad, salud y bienestar. Estos patrones de movimiento al transformarse permiten transmutar también los patrones emocionales y mentales asociados a ese movimiento.

Feldenkrais es una herramienta para madurar y prosperar de una manera natural, como lo hacen los niños. Los bebés maduran para poder pasar de boca arriba a pararse y caminar, para pasar de la dependencia absoluta a la autonomía.

Para que el cerebro madure y el bebé deje de ser totalmente dependiente y se transforme en un ser capaz de pararse en sus propios pies y sostenerse a sí mismo, usa el movimiento natural, espontáneo. Pero ahí no termina la maduración. Una vez que somos adultos, ¿cómo seguir madurando hacia el uso de más y más de nuestro potencial humano? ¿Cómo movernos hacia la salud, la independencia y la libertad? De la manera en que lo hicimos de bebés, a través del movimiento, combinándolo con la atención.

Feldenkrais ofrece un abordaje al cuerpo en movimiento único, ya que su intención no es entrenar a la persona, ni tampoco se trata de una terapia física convencional, o una terapia psicocorporal. Es un método para reeducar el cuerpo y la mente transformando patrones.

Sus características a nivel metodológico son las siguientes:

- No tiene un modelo. Feldenkrais no impone una postura «ideal», sino que te ayuda para que, desde dentro de ti, de manera orgánica, emerja la postura «ideal» para ti mismo en cada momento. Así, no necesitas copiar a nadie, sino reorganizarte para estar en el mundo a tu propia manera.
- Trabaja sobre la comodidad y no sobre el esfuerzo o el dolor. Muchos trabajos «corporales» exigen que te esfuerces más, que sigas hasta que duela un poquito o que te esfuerces un poco más para lograr algo que te piden de fuera. En Feldenkrais, se requiere todo lo contrario: que busques la calidad del movimiento y no la cantidad

o amplitud. Durante la sesión es fundamental que nada duela, ni siquiera moleste. Tu seguridad y comodidad son lo más importante, para que el aprendizaje se pueda dar. Ante el esfuerzo y el dolor, se activan mecanismos de defensa que impiden la reeducación. En un contexto seguro, el sistema nervioso está abierto para la mejoría. Esto no quiere decir que todos los movimientos sean «fáciles», sino que te aprendes una manera de organizarte sin esfuerzo innecesario incluso en las acciones más complejas, aplicando solo la fuerza justa.

- IMPLICA A TODA LA PERSONA. Cuando vienes a una clase de Feldenkrais, no trabajas con el hombro, o con los abdominales, trabajas con todo tu ser. La vía de acceso es

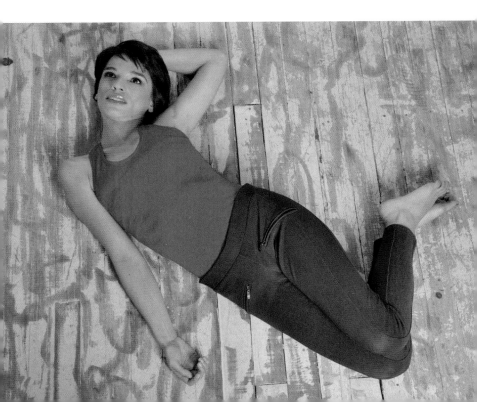

el movimiento en el hombro o en la pelvis, pero no se queda ahí, sino que aborda a toda la persona en movimientos, pensamientos, emociones y acción.

- APRENDES POR TI MISMO DE MANERA ORGÁNICA. Como no hay un modelo, no hay una postura impuesta de fuera. Así, la mejoría viene desde dentro de ti, desde una profunda reorganización de tu sistema nervioso, desarrollándote, como hacen los bebés, a través del movimiento.

- FACILITA CAMBIOS MÁS PERDURABLES. Al habilitar cambios que surgen desde dentro de ti de manera orgánica, y no impuestos desde el exterior, es mucho más fácil mantener la mejoría obtenida, no solo desde la voluntad, sino a nivel orgánico.

- PRESENTA UNA METODOLOGÍA ESPECÍFICA PARA SENTIRTE A TI MISMO. En muchas clases de movimiento dicen: «Siente la espalda» o «Sé consciente de tus movimientos». Pero ¿cómo se hace eso? Muchas personas saben hacerlo espontáneamente, otras no tienen ni idea. Para poder sentirte a ti mismo en detalle, necesitas entrenar nuestro sentido kinestésico, lo cual hace Feldenkrais de manera única.

- ABORDA A LA PERSONA COMO UN SISTEMA. Como seres humanos, somos un sistema vivo, y como tal funcionamos. Cualquier cosa que hagamos con una parte de nosotros mismos tiene una influencia en todo nuestro ser. Teniendo esto en mente, si hay molestias, por ejemplo, en el cuello, puedes aprender cómo usar la pelvis para que el cuello mejore, sin estar sobreexcitando la zona afectada.

Todas estas características del método permiten que su práctica tenga un impacto sobre la totalidad de la persona de manera integral.

No solo aprendes a moverte mejor, sino que mejoran tus pensamientos, tus emociones y toda tu acción en el mundo. El método fue creado por Moshe Feldenkrais, quien fue un extraordinario científico, judoka y apasionado por el desarrollo del potencial humano.

El método Feldenkrais no sustituye a un tratamiento médico o psicológico. Ni la autora de este libro ni la editorial se hacen responsables por problemas físicos surgidos a partir de la mala utilización o aplicación de los ejercicios contenidos en el texto. La lectura de este libro no capacita a nadie para ostentarse como instructor del método Feldenkrais. El nombre «Feldenkrais», y la frase «Método Feldenkrais» son marcas registradas de uso exclusivo para los profesores certificados en este método y autorizados por los propietarios de las marcas para usar las mismas.

Puedes conocer más acerca del método y de cómo ser un profesional de Feldenkrais en
www.leakaufman.com/formacion

BIBLIOGRAFÍA

Aarts, H., Dijksterhuis, A. «Habits as knowledge structures: Automaticity in goal-directed behaviour». Journal of Personality and Social Psychology, 78, 53-63, 2000.

Alon, Ruthy, Guía Práctica del Método Feldenkrais, La Espontaneidad Consciente, Editorial Sirio, Málaga, España, 2006.

Angulo, E., Entrevista a Rodolfo Llinás, 2009.

Angulo, E., Entrevista a Rodolfo Llinás: «En el futuro podremos comuniarnos de un cerebro a otro. http://www.soitu.es/soitu/2009/10/14/actualidad/1255526630_663665.html

Bateson, Gregory, Pasos hacia una ecología de la mente: colección de ensayos en antropología, psiquiatría, evolución y epistemología. Ballantine Books, 1972.

Braun, D. A., Aertsen, A., Wolpert, D. M. y Mehring, C., «Motor task variation induces structural learning». Current Biology, 19, 352-357, 2009.

Capra, Fritoj, El Tao de la Física, Editorial Sirio, Málaga, España, 2006.

Damasio, A. R., El error de Descartes: la emoción, la razón y el cerebro humano. Editorial Crítica. 2006,

Danner, U. N., Aarts, H. y de Vries, N. K., «Habit vs. Intention in the prediction of future behavior: The role of frequency, context stability and mental accessibility of past behavior». British Journal of Social Psychology, 47, 245-265, 2008.

Doigge, Norman, M.D., The Brain that changes Itself, Stories of Personal Triumph from the Frontiers of Brain Sciece, Penguin Book, U.S.A., 2007.

Doyon, J. y Benali, H. «Reorganization and plasticity in the adult brain during learning of motor skills». Current Opinion in Neurobiology, 15, 161-167, 2005.

Elsworth Todd, Mabel, The Thinking Body, A Study of The Balancing Forces of Dynamic Man, U.S.A., 2008.

Feldenkrais, Moshe, Autoconciencia por el movimiento, Paidós, Barcelona, 2009.

_____Body & Mature Behavior, A Study of Anxiety, Sex, Gravitation & Learning, Frog Ltda, Berkely, California, 2005.

_____La dificultad de ver lo obvio, Paidós, Buenos Aires, 1992.

_____La autoconciencia del cuerpo, El caso de Nora, Grijalbo, México, 2005.

_____El poder del yo, La autotransformación a través de la espontaneidad, Ediciones Paidós, 1995.

Förster, J., Liberman, N. y Friedman, R. S., «Seven principles of goal activation: A systematic approach to distinguish goal priming from priming of non-goal constructs». Personality and Social Psychology Review, 11, 211-233, 2007.

Franklin, Eric, «Dynamic Alignment Through Imagery», Human Kinetics, U.S.A, 2012.

Gonçalvez Boggio, Luis, El cuerpo en la psicoterapia, Psicolibros, Montevideo Uruguay, 2010.

Kandel, E. R., Schwartz, J. H. y Jessel, T. M., Principios de Neurociencia. Ed. McGraw-Hill Interamericana de España, S. A. U. Madrid, España, 2001.

La Porte, Danielle, The Desire Map. Sounds True, Boulder, U.S.A., 2014.

Lally, P., Van Jaarsveld, C. H. M. , Potts, H. y Wardle, J., «How are habits formed: Modeling habit formation in the real world». European Journal of Social Psychology, 40, 998-1009, 2010.

Levine, Peter A. t Frederick, Ann, Curar el trauma, Ediciones Urano, Barcelona, 1999.

MacLean, P. D., The triune brain in evolution: role in paleocerebral functions. Nueva York: Plenum Press, 1990.

MacLean, P. D., «Triune Brain». Comparative Neuroscience and Neurobiology. Birkhäuser Boston Ed. 126-128, 1988.

Maturana, Humberto y Dávila Yáñez, Ximena, Habitar Humano, en seis ensayos de Biología-Cultural, J. C. Sáenz Editor, Chile, 2008.

Maturana R., Humberto y Varela G., Francisco. El árbol del conocimiento: las bases biológicas del entendimiento humano, Editorial Universitaria y Editorial Lumen, Buenos Aires, 2003.

Maturana, Humberto y Varela, Francisco, De máquinas y seres vivos, Editorial Universitaria, Santiago de Chile, 1972; reimpreso por Maturana y Varela (1980).

Neal, D. T., Wood, W., Wu, M. y Kurlander, D., «Habitual eating: When do habits trump attitudes, and when do attitudes trump habits?». Personality and Social Psychology Bulletin, 2011.

Nieuwenhuys, R., Voogd, J. y van Huijzen, C. H. R., The Human Central Nervous System: A synopsis and Atlas, 3.ª ed rev. Berlín: Springer-Verlag, 1988.

Ploog, D. W., «The place of the Triune Brain in psychiatry». Physiology & Behavior, 79, 487-493, 2003.

Posner, M. I., Petersen, S. E., Fox, P. T. y Raichle, M. E. «Localization of Cognitive Operations in the Human Brain». Science, 240, 1627-1631, 1988.

Schwartz, Jeffrey M., y Begley, Sharon, The mind & The Brain, Neuroplasticity and the Powe of Mental Force, Harper Perennial, U.S.A, 2002.

Seidler, R. D., «Multiple motor learning experiences enhance motor adaptability». Journal of Cognitive Neuroscience, 16, 65-73, 2004.

Seung, S. (2010) Talk: I am my connectome: http://www.ted.com/talks/sebastian_seung.

Sheeran, P., Aarts, H., Custers, R., Rivis, A., Webb, T. L. y Cooke, R. «The goal-dependent automaticity of drinking habits». British Journal of Social Psychology, 44, 47-64, 2005.

Sobal, J. t Wansink, B., «Kitchenscapes, tablescapes, platescapes, and foodscapes: Influence of microscale built environments on food intake». Environment and Behavior, 39, 124-142, 2007.

Sporns, O., The human connectome: a complex network. Ann N Y Acad Sci, 1224, 109-125, 2011.

Takakusaki, K., Saitoh, K., Harada, H. y Kashiwayanagi, M., «Role of basal ganglia-brainstem pathways in the control of motor behaviors». Neuroscience Research, 50, 137-151, 2004.

Tolle, Eckhart, El poder del ahora, un camino hacia la realización espiritual, Grupo Editorial Norma, 2000.

Varela, Franciso, Thompson, Evan y Rosch, Eleanor, De cuerpo presente, Gedisa, 1997, Barcelona.

Verplanken, B., Walker, I., Davis, A. y Jurasek, M., «Context change and travel mode choice: Combining the habit discontinuity and self-activation hypotheses». Journal of Environmental Psychology, 28, 121-127, 2008.

Verplanken, B. y Wood, W., «Interventions to break and create consumer habits». Journal of Public Policy & Marketing, 25, 90-103.

Wolpert, D. (2001). The real reason for brains: http://www.ted.com/talks/daniel_wolpert_the_real_reason_for_brains.

Wood, W. t Neal, D. T. (2007), «A new look at habits and the habit-goal interface». Psychological Review, 114, 843-863.

Wood, W. y Neal, D. T., «The habitual consumer». Journal of Consumer Psychology, 19, 579-592, 2009.

Páginas web

Infografía Sitting is killing you, 12 de mayo de 2011. http://visual.ly/sitting-killing-you

Lenneville, N. (2013). Why Do I Think Better after I Exercise?, 6 de junio de 2013. http://www.scientificamerican.com/article.cfm?id=why-do-you-think-better-after-walk-exercise

López, S. (S/A). «La importancia del gateo». Unidad de Psicología Clínica y de la Salud de la Universidad Complutense de Madrid, 2012. http://www.psicoactua.com/webcms/usuario/documentos/20121105174143_Importancia%20del%20gateo.pdf,

Owen, N., Bauman, A. y Brown, W. (2008). Too much sitting: a novel and important predictor of chronic disease risk?, 2009. http://bjsm.bmj.com/content/43/2/81.fullel

Schaffer, Amanda, Do our bones influence our minds?, reportaje publicado en la revista The New Yorker, el 1 de noviembre de 2013. http://www.newyorker.com/tech/elements/do-our-bones-influence-our-minds

Takakusaki, Saitoh, Harada y Kashiwayanagi, Role of basal ganglia - brainstem pathways in the control of motor behaviors, 2004. http://amcor.asahikawa-med.ac.jp/modules/xoonips/download.php/207.pdf?file_id=4184.

The Guardian, The Observer, 10 de junio de 2012. http://www.theguardian.com/technology/2012/jun/10/connectome-neuroscience-brain-sebastian-seung.

Todd Lindeman y Brenna Maloney, High heels can be a pain in the feet, publicado en Washington Post, 17 de junio de 2013. http://apps.washingtonpost.com/g/page/national/high-heels-can-be-a-pain-in-the-feet/237.

Vlahos James, Is Sitting a Lethal Activity, publicado en el New York Times, 14 de abril de 2011. http://www.nytimes.com/2011/04/17/magazine/mag-17sitting-t.html?_r=0.

ÍNDICE